UNIVERSITÉ DE BORDEAUX

FACULTÉ DE MÉDECINE ET DE PHARMACIE

ANNÉE 1912-1913 N° 36

CONTRIBUTION A L'ÉTUDE

DE LA

DILATATION BIMANUELLE DE BONNAIRE

(De l'Accouchement méthodiquement rapide)

THÈSE POUR LE DOCTORAT EN MÉD

présentée et soutenue publiquement le 18 Décembr

PAR

Jean-Jacques-Marie-Daniel R

Né au Moule (Guadeloupe), le 11 mai 1886

ÉLÈVE DU SERVICE DE SANTÉ DE LA MARINE

Examinateurs de la Thèse	MM. LEFOUR	professeur	Président
	BÉGOUIN	professeur	Juges
	CHAMBRELENT	agrégé	
	PERY	agrégé	

BORDEAUX

IMPRIMERIE MODERNE — A. DESTOUT Aîné & Cie

8 — Rue Paul-Bert — 8

1912

UNIVERSITÉ DE BORDEAUX

FACULTÉ DE MÉDECINE ET DE PHARMACIE

ANNEE 1912-1913 N° 36

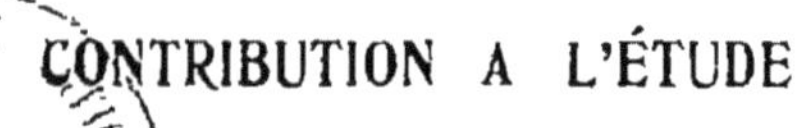

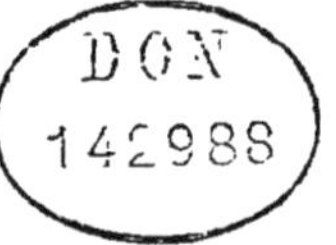

CONTRIBUTION A L'ÉTUDE

DE LA

DILATATION BIMANUELLE DE BONNAIRE

(De l'Accouchement méthodiquement rapide)

THÈSE POUR LE DOCTORAT EN MÉDECINE

présentée et soutenue publiquement le 18 Décembre 1912

PAR

Jean-Jacques-Marie-Daniel RICOU

Né au Moule (Guadeloupe), le 11 mai 1886

ÉLÈVE DU SERVICE DE SANTÉ DE LA MARINE

Examinateurs de la Thèse :

MM. LEFOUR	professeur	Président
BÉGOUIN	professeur	Juges
CHAMBRELENT	agrégé	Juges
PERY	agrégé	Juges

BORDEAUX

IMPRIMERIE MODERNE — A. DESTOUT Aîné & Cie

8 — Rue Paul-Bert — 8

1912

Faculté de Médecine et de Pharmacie de Bordeaux

M. PITRES .... Doyen

PROFESSEURS :

MM. DUPUY, PICOT, LANELONGUE, VERGELY, LAYET, BADAL, JOLYET, COYNE, DEMONS, Professeurs honoraires

	MM.
Clinique interne	ARNOZAN, PITRES
Clinique externe	CHAVANNAZ, VILLAR
Pathologie et thérapeutique générales	CASSAËT
Clinique d'accouchements	LEFOUR
Anatomie pathologique	SABRAZÈS
Anatomie	GENTES
Anatomie générale et histologie	VIAULT
Physiologie	PACHON
Hygiène	AUCHÉ
Médecine légale	VERGER (chargé)
Physique biologique et électricité médicale	BERGONIÉ
Chimie	BLAREZ
Histoire naturelle	GUILLAUD
Pharmacie	DUPOUY
Matière médicale	BEILLE
Médecine expérimentale	FERRÉ
Clinique ophtalmologique	LAGRANGE
Clinique chirurgicale infantile et Orthopédie	DENUCÉ
Clinique gynécologique	BÉGOUIN
Clinique médicale des maladies des enfants	MOUSSOUS
Chimie biologique	DENIGÈS
Physique pharmaceutique	SIGALAS
Pathologie exotique	LE DANTEC
Clinique des maladies cutanées et syphilitiques	DUBREUILH
Clinique des maladies des voies urinaires	POUSSON

PROFESSEURS ADJOINTS :

Clinique des maladies du larynx, des oreilles et du nez	MM. MOURE
Clinique des maladies mentales	RÉGIS
Toxicologie	BARTHE

AGRÉGÉS EN EXERCICE :

SECTION DE MÉDECINE *(Pathologie interne et Médecine légale.)*

MM. VERGER, ABADIE, CRUCHET, PETGES, J. CARLES

SECTION DE CHIRURGIE ET ACCOUCHEMENTS

Pathologie externe	MM. VENOT, GUYOT, ROCHER
Accouchements	MM. CHAMBRELENT, PERY

SECTION DES SCIENCES ANATOMIQUES ET PHYSIOLOGIQUES

Anatomie	MM. PRINCETEAU, AUBARET
Physiologie	MM. DELAUNAY (ch.
Histoire naturelle	MANDOUL

SECTION DES SCIENCES PHYSIQUES

Chimie	M. BENECH
Pharmacie	MM. BARTHE, LABAT

CHARGÉS DE COURS :

Cours de Clinique dentaire	MM. CAVALIÉ
Cours complémentaire de Thérapeutique et Pharmacologie	MONGOUR
Cours complémentaire de Médecine opératoire	VENOT
Cours complémentaire d'Accouchements	CHAMBRELENT
Cours complémentaire d'Ophtalmologie	CABANNES
Cours complémentaire de Climatologie et Hydrologie médicale	SELLIER

Le Secrétaire de la Faculté : LEMAIRE

Par délibération du 5 août 1879, la Faculté a arrêté que les opinions émises dans les Thèses qui lui sont présentées doivent être considérées comme propres à leurs auteurs, et qu'elle entend ne leur donner ni approbation ni improbation.

A LA MÉMOIRE DE MON PÈRE

A LA MÉMOIRE DE MA SŒUR

A MA MÈRE

En gage de mon respect filial et de ma profonde reconnaissance. Qu'elle soit assurée que sa pensée restera mon meilleur guide dans la vie.

A MES FRÈRES ET A MON BEAU-FRÈRE

Que j'unis ici dans la même affection.

A mes Amis A. VEISSE et A. BÉGUERIE

A MES MAITRES DE LA MARINE, DE LA FACULTÉ

ET DES HOPITAUX

A MONSIEUR LE DOCTEUR FAUGÈRE

CHEF DE CLINIQUE A LA FACULTÉ DE MÉDECINE DE BORDEAUX

Qu'il me soit permis de vous témoigner, en vous offrant cette œuvre, qui est aussi la vôtre, toute ma gratitude pour tous les conseils que vous m'avez spontanément prodigués.

A MONSIEUR LE DOCTEUR BONNAIRE

PROFESSEUR AGRÉGÉ DE LA FACULTÉ DE MÉDECINE DE PARIS

ACCOUCHEUR EN CHEF DE LA MATERNITÉ

(ÉCOLE D'ACCOUCHEMENTS)

A MONSIEUR LE DOCTEUR JAN

MÉDECIN GÉNÉRAL DE 2me CLASSE DE LA MARINE
DIRECTEUR DE L'ÉCOLE PRINCIPALE DU SERVICE DE SANTÉ DE LA MARINE
ET DES COLONIES
OFFICIER DE LA LÉGION D'HONNEUR
OFFICIER D'ACADÉMIE

A mon Président de Thèse

MONSIEUR LE DOCTEUR LEFOUR

PROFESSEUR DE CLINIQUE D'ACCOUCHEMENTS A LA FACULTÉ DE MÉDECINE
DE BORDEAUX
OFFICIER DE L'INSTRUCTION PUBLIQUE

Cher Maitre,

Veuillez accepter l'hommage de ce modeste travail, vous dont les cliniques éclairées ont dirigé mes premiers pas vers l'obstétrique.

CONTRIBUTION A L'ÉTUDE

DE LA

DILATATION BIMANUELLE DE BONNAIRE

(De l'Accouchement méthodiquement rapide)

INTRODUCTION

> En médecine, les résultats ne sont pas toujours conformes aux règles les plus constantes.
>
> CELSUS (Cornelus-Aulus),
> *De Arte Medica.*

Il est des méthodes comme de toutes les affaires que l'homme crée et juge. Presque toujours la destinée leur offre, dès leur naissance, la pompe triomphale, le cortège imposant des disciples, l'encens des peuples, les présents des grands. Mais bientôt surviennent les discussions, les dissentiments, les schismes, les haines et les combats. Alors, ou bien c'est l'oubli navrant, ou bien la méthode, vieille déjà de tant de luttes reprend dans le calme qui s'est fait autour d'elle la place qui lui sied.

Et déjà les mêmes enthousiasmes, les mêmes ovations vont à l'autre chose qui vient d'éclore.

Ainsi apparait en l'année 1912 le procédé de dilatation bimanuelle de Bonnaire. En 1890, Bonnaire eut l'idée d'employer ses deux mains à la dilatation du col utérin. L'idée neuve fut accueillie avec transport : les instruments, délicats ou peu perfectionnés, étaient difficiles à placer, leur action longue, peu certaine, en tout cas aveugle.

Depuis cette époque jusqu'en 1909, les disciples ne se comptent plus, tant en France qu'à l'étranger; chacun apporte des exemples fameux, des preuves indiscutables; cependant Bonnaire réitère ses conseils, complète ses descriptions, recommande la plus grande prudence, insiste sur les écueils qui parsèment une route qui lui semble suivie trop téméraircment.

Enfin, il offre lui-même une statistique sévère au professeur Bar, qui conclut en défaveur de la méthode, au Congrès de Budapesth de 1909. Dès lors, la chose est jugée; les disciples avouent leurs cas malheureux, bientôt ils n'ont plus que ceux-là à présenter. Dans une lettre récente que M. le Professeur Bonnaire nous fait l'insigne honneur de nous destiner, il déplore cette trop rapide évolution :

« Mon procédé, dit le maître, a été accueilli avec enthousiasme en certain coin d'Allemagne et surtout en Hollande. On a abusé, on l'a employé sur des indications relatives. On a eu des accidents, des déchirures (tant vaut la main, tant vaut la méthode). Et de suite, par un retour auquel nous sommes accoutumé par les destinées médicales, les trop chauds partisans de la veille sont devenus les ennemis acharnés du lendemain. Après Bonnaire, c'est Dürhssen, qui lance les incisions vaginales du col. Il n'essaie plus d'éviter la redoutable déchirure, il court au-devant du danger. Deux incisions, bientôt, ne sont pas suffisantes, il faut en faire de multiples ; les livres et feuillets récents se consacrent en grande partie à cette méthode sanglante.

L'opération « made in Germany » fait prime sur le marché. On ne l'envisage plus comme un fait d'urgence, elle quitte le domaine obstétrical pour celui de la chirurgie. Au Congrès national de gynécologie, d'obstétrique et de pédiatrie, septembre 1910, MM. Audebert et Fournier discutent des soins préopératoires : il faut, disent-ils, pour aseptiser le vagin, le préparer de longue date, un mois avant l'opération.

MM. Jeannin et Garipuy précisent les indications, produisent des observations, offrent des conclusions, et cependant l'Ecole française, malgré tout cela, demeure encore hésitante. A ce même Congrès, M. le Professeur Pinard craint qu'à la nouvelle venue on ne fasse une part trop belle: sa place, à l'heure actuelle, est difficile à limiter.

Cependant, à la Clinique obstétricale de Bordeaux, sous la haute et scientifique direction de M. le Professeur Lefour, mes maîtres ont eu assez souvent l'occasion d'utiliser le procédé de Bonnaire; ils en ont tiré des bénéfices sérieux. Et c'est ainsi qu'ils ont été tentés de m'inspirer ce modeste travail, afin d'y produire le résultat des observations colligées pendant ces trois dernières années. Nous espérons qu'on n'y verra qu'un esprit de parfaite justice et surtout qu'une simple mise au point d'un procédé qui doit, en certains cas très précis, appliqué selon certaines lois très nettes, servir utilement l'accoucheur.

Notre travail aura pour titre : *Contribution à l'étude de la dilatation bimanuelle de Bonnaire (Accouchement méthodiquement rapide)*, il sera envisagé de la sorte : Après un rapide essai historique, notre premier chapitre sera réservé à la description de la méthode. Nous y ferons entrer les reproches et les qualités qu'elle présente.

Dans le deuxième chapitre, nous essaierons d'étudier comparativement au meilleur procédé ces indications et ces contre-indications.

Dans le troisième, nous reproduirons nos observations de la Clinique de Bordeaux.

Enfin, nous offrirons nos conclusions.

HISTORIQUE

Je n'entreprendrai certes pas l'historique de l'accouchement forcé. La chose a été faite souvent, et par les plus illustres. M. le Professeur agrégé Fieux *(Rev. mens. d'obst., de gynécol. et de péd.*, Bordeaux 1910), nous offre un tableau documenté et magistral de cette méthode à travers les âges.

Depuis le fils de Ménandre et de Phébé, sous Trajan, jusqu'à Rizzoli, l'accouchement opéré par les voies naturelles mérita vraiment le nom d'accouchement forcé.

Avec les sondes, les ballons et les instruments a changé la manière des choses, on incitait le travail du col, c'était l'accouchement accéléré. Bonnaire, avec ses deux mains, créait l'accouchement méthodiquement rapide. Ce titre se justifie facilement, car, si nous disons méthodiquement, c'est qu'il importe, pour opérer selon Bonnaire, notre premier chapitre en fera foi, de suivre les différentes règles que le maître détaille dans chacun de ces articles ; méthodiquement parce que jamais la dilatation ne doit être forcée brutalement à l'ancienne mode et ce n'est que par l'abandon ou l'oubli de ces règles que surviennent la divulsion du col et les autres complications, ce qu'il importe d'éviter ou tout au moins d'atténuer.

En 1890, Bonnaire recueillait les leçons cliniques du professeur Tarnier qui décrivait alors son écarteur du col utérin et son double levier lorsqu'il eut, pour la première fois, l'idée de perfectionner la simple dilatation manuelle. Rizzoli, que la crainte de son confrère, le perfide Barbieri, avait poussé à quitter la césarienne abdominale pour l'extraction par les voies naturelles, avait fondé la méthode dite italienne. Celle-ci avait traversé les années sans grandes modifications ; on avait seulement, écrasant des préjugés religieux et même des sanctions académiques, généralisé la méthode au début purement *post mortem*. L'interruption d'une grossesse pour sauver la mère était alors le gros cas de conscience. L'Académie, en 1827, « à une question de Costa sur le point de savoir s'il n'y avait pas lieu de terminer l'accouchement toutes les fois que la grossesse est compliquée d'une maladie qui menace prochainement la vie de la mère en supposant que le fœtus est viable », s'était énergiquement prononcée pour la négative. Ainsi tous les progrès de l'unimanuelle avait consisté en ce qu'elle agrandissait son domaine en passant des mortes aux vivantes.

Toutefois en Amérique, en 1894, Philander Harris (de Paterson) y ajoutait une modification : au cône formé par les doigts et poussé par l'épaule, il ajoutait l'extension des doigts de la main active. Sa méthode peut se résumer de la sorte :

Après avoir introduit dans le canal cervical l'index jusqu'à son plus large diamètre, si on retire le doigt de manière à ce que la première phalange seulement soit à l'entrée du col, on pourra généralement introduire le pouce à côté de l'index. Quand les extrémités de l'index et du pouce seront placées dans l'anneau, par des mouvements combinés on y fait pénétrer les trois autres doigts, le cône de Rizzoli est formé, mais au lieu de forcer le col à s'ouvrir sous la poussée du coin manuel, par un mouvement d'extension de tous ses doigts à la fois il agrandit l'ouverture qui se modelait sur ses doigts en flexion et dont la circonférence, qu'il estimait à 23 centimètres, lui paraît insuffisante.

Il est évident que la force d'extension d'une main immobilisée est restreinte et qu'un col utérin, par sa seule tonicité, est capable de fatiguer l'accoucheur le plus entraîné à ce mouvement avant que celui-ci n'en ait retiré un avantage si léger qu'il soit. Ce procédé mis en pratique n'arrivant presque jamais à la dilatation complète a eu une mauvaise presse et nous en jugeons par le compte rendu de l'Académie de médecine de New-York, 26 novembre 1909. Le docteur Little présente 32 cas avec des indications variées, il n'en eut que 29 pour 100 qui échappèrent à la déchirure. D'autre part, le docteur James W. Markoe, après une expérience fondée sur 648 cas, au Lying-in-Hospital, rejette la Harris's Method. En 1891 *(Archives de tocologie)*, Bonnaire précisait mieux le but de sa méthode, faisait entrevoir l'avantage qu'elle pouvait présentei devant les instruments alors en usage : « A la dilatation instrumentale il faut préférer, quand elle est possible, la dilatation manuelle. Avec cette manière de faire, point n'est besoin d'outillage spécial que l'urgence des circonstances ne laisse pas toujours le loisir de préparer. La main gradue son effort selon les modalités de la résistance du col, elle en contrôle les effets obtenus. »

Demelin écrit alors son article sur les différents moyens d'accélérer la dilatation du col (« De l'accouchement accéléré ». *Guide pratique des sciences médicales,* 1892).

Trois ans plus tard, Mlle de Mœrloose, dans la *Revue obstétricale,* publie une observation dans laquelle elle fit la dilatation pour terminer l'accouchement au forceps.

En 1895, Bonnaire passant aux actes, dans le service du professeur Letulle, à Saint-Antoine, mit, pour la première fois sa méthode en pratique sur une femme en état de coma urémique.

En 1896, le professeur Fochier (de Lyon), à la Société obstétricale, convient qu'il faut envisager les doigts ou les mains agissant méthodiquement par l'orifice utérin sur une grande hauteur du col ou du segment inférieur, comme un des modes convenables à l'accouchement accéléré.

Enfin en 1897, dans la *Presse médicale* du 14 août, dans un article minutieux, Bonnaire spécialise sa manœuvre au traitement de l'hémorragie grave par insertion vicieuse du placenta. Il inspire les thèses de ses élèves Maridort et Mortagne. Son procédé est adopté par son maître le professeur Tarnier, qui le reconnaît parmi les meilleurs à la session de 1898 de la Société obstétricale de France. (article sur « Le traitement du placenta proevia » reproduit par Sebillote).

De 1897 à 1909 les observations et les travaux abondent. Le plus conséquent et le plus affirmatif est celui de M. Demelin ; voici d'ailleurs ses conclusions : Il présente 49 observations ;

en aucun cas, dit-il, il n'y eut de déchirure grave ; en aucun cas la lésion n'atteignit le cul-de-sac vaginal : 8 fois seulement il se produisit une encoche du museau de tanche, 5 fois elle fut bilatérale, 3 fois unilatérale. Mais il n'y a rien de plus que ce que l'on remarque après tout accouchement sur une primipare.... à l'autopsie, la solution de continuité est reconnue insignifiante et cliniquement ne se manifeste par aucun symptôme pathologique. Enfin dix ou douze jours plus tard, le museau de tanche reformé ressemblait à celui des femmes qui n'avaient pas subi cette dilatation. Quant au pronostic fœtal, voici les chiffres qui témoignent de l'excellence de la méthode : Les manœuvres manuelles donnèrent des résultats bien meilleurs que les autres.

Manœuvre manuelle : 9 enfants morts sur 33 ; soit 27 °/₀.

Autre procédé : 10 enfants morts sur 15, soit 62 °/₀. Encore ce qui charge cette dernière statistique, c'est la version Braxton-Hicks (4 morts sur 4) et le ballon Champetier.

En réservant à chaque procédé, j'entends unimanuel ou bimanuel, la part qui lui revient en propre nous avons :

Dilatation manuelle.... 6 sur 16 : 37 °/₀.

Dilatation bimanuelle.... 3 sur 17 : 17 °/₀.

« Voilà, conclut M. Demelin, ce que m'a donné la dilatation bimanuelle et ces résultats restent de beaucoup les meilleurs. »

Il m'a paru intéressant de rechercher auprès des anciens partisans la suite des observations d'une méthode alors si vantée.

Helas ! la lettre que M. Demelin nous fait l'insigne honneur de nous adresser est presque contraire à ses premières expériences :

« Depuis 1898, mon opinion, dit le maître, sur la dilatation artificielle du col s'est modifiée : Très enthousiaste pour une méthode séduisante et servi par des circonstances favorables, j'ai dû reconnaître à mon tour les inconvénients et les dangers de cette intervention...». Sur 3.000 cas annuels, M. Demelin ne fait plus que 4 ou 5 accouchements accélérés ; s'il faut y recourir, il préfère le Rizzoli, encore qu'il pratique l'extraction immédiate après la version. Il craint que les ruptures déjà entamées par la main dilatatrice ne soient aggravées par le passage de la tête. Il craint surtout les rétractions spasmodiques. M. Demelin n'intervient jamais plus sur un col qui conserve son orifice interne, il se réserve pour un canal très effacé et en partie dilaté. Il se résume en quelques mots : « Le moins de dilatation artificielle possible, la version séparée, l'opération césarienne classique, souvent préférée ». Les indications presque exclusives qu'il offre à notre méthode sont : « La rétention du fœtus putréfié et certains faits non à tous de décollement prématuré du placenta normalement inséré... Encore, ajoute-t-il prudemment, que la dilatation ait atteint spontanément chez la primipare les dimensions de la paume de la main et d'une pièce de 5 francs chez la multipare. »

M. le Dr Daniel, professeur à la Clinique obstétricale de Bucharest, ayant été interne pendant de longues années, à cette même époque, à la Maternité de Paris, sous la direction du Professeur Povak et à qui nous avons soumis le problème, nous offre très courtoisement son opinion :

« Il faut, dit-il, être éclectique dans l'obstétrique moderne, telle indication pouvant amener tel procédé ». Cependant, pour lui, la dilatation de Bonnaire est excellente chez la multipare avec un col souple et la partie fœtale profondément engagée. Les grands inconvénients de la méthode sont la difficulé d'aseptiser le conduit vaginal et le contact prolongé des mains avec des tissus plus ou moins traumatisés.

Les procédés de dilatation instrumentaux, soit de Tarnier surtout de Bossi, lui semblent inférieurs. Pour le placenta prœvia, c'est au Braxton-Hicks qu'il donne toutes ses préférences. C'était déjà l'opinion de son maître de Paris. Mais c'est là la seule indication de ce procédé comme moyen dilatateur. Les incisions multiples sur tout le parcours du col, méthode française, seront uniquement réservées aux dystocies par anomalies de dilatation, surtout à des lésions inflammatoires légères du col (syphilis, infiltrations œdémateuses).

Le professeur Daniel possède deux cas avec succès des incisions profondes, selon Dürhssen, mais il réserve cette intervention :

1° Aux infiltrations œdémateuses chez les primipares à col portant des cicatrices.

2° Aux lésions scléreuses du col, les scléroses cicatricielles post-opératoires dues à la suite de l'emploi de caustiques (syphilis primaire).

3° Aux néoplasmes du col.

Pour la césarienne vaginale, il ne la range pas dans les moyens obstétricaux. Elle n'est pour lui qu'une véritable opération chirurgicale, aussi traumatisante que la césarienne classique.

Nous voulons citer aussi M. Petit de la Villéon, dans sa thèse inaugurale sur « L'accouchement rapide ». Il a envisagé tous les moyens offerts au gynécologue et conclut en faveur de la dilatation manuelle. Il examine même sur quels cols cette dilatation est praticable et il ajoute qu'elle est possible sur tous les cols normaux.

Enfin en 1909, le 21 août, dans la *Presse médicale,* M. le Professeur Bonnaire complète encore la description de sa méthode. Dès lors, elle est mise au point, toutes ses erreurs sont signalées, elle est purgée de tous ses excès, il ne reste plus qu'à la pratiquer et à en exposer les résultats. C'est ce que nous essaierons de faire.

CHAPITRE PREMIER

LA MÉTHODE. SES REPROCHES. SES AVANTAGES

« Tant vaut la main tant vaut la méthode. »
(Lettre de BONNAIRE, 1912)

La dilatation du col utérin selon le procédé de Bonnaire est, de toutes les méthodes, même manuelles, celle dont le succès est uniquement subordonné à l'opérateur. Elle dépend toujours de sa façon d'agir, on peut dire même de son caractère.

Ici, ce n'est plus l'instrument habilement construit qui, réglé de telle façon, donnera tel résultat, ce n'est plus le ballon qui de volume convenu, gonflé à telle pression donnera telle dilatation ; il faut que ce soient les propres mains de l'accoucheur qui sentent, vivent, agissent avec ou plus de force ou plus de douceur dans un sens, puis dans un autre, qui insistent sur tel côté ou au contraire fuient telle partie dans laquelle la sensibilité a décelé le danger. Il ne suffit pas en effet de poser l'indication, puis d'agir. Ici il n'est plus question de forces maladroitement employées ni de brutalité pour obtenir de la vitesse ; le col cède à une pression délibérée, variant à chaque instant, mais se rompt devant une intervention hasardée, brusquée.

Ecoutons Bonnaire lui-même décrire sa méthode, c'est bien la meilleure et la plus complète des leçons que le maître puisse nous donner :

« La femme est anesthésiée profondément et disposée en position obstétricale, les cuisses fléchies au maximum.

» Dans la grossesse, lorsque le col est fermé à ses deux orifices, conditions exceptionnelles dans le placenta prævia, on présente la pulpe de l'index et on imprime au doigt un mouvement de vrille.

» Le premier obstacle franchi, on aborde l'orifice interne et on le fait céder de la même manière. Dès qu'elle a pénétré dans l'orifice interne, l'extrémité digitale en déprime en tous sens le pourtour, par un véritable massage excentrique. On prend soin, dès le début de la manœuvre, de pénétrer le moins possible dans la cupule du segment inférieur, pour éviter de décoller les cotylédons du placenta prœvia. Peu à peu les mouvements de l'index deviennent plus aisés et en un temps variable, selon qu'il s'agit d'une primipare ou d'une multipare, une place suffisante est faite pour le deuxième doigt. On glisse alors l'index gauche à côté du droit, ayant soin d'adosser les deux doigts sur toute leur étendue.

» Si le col est court, et mieux encore s'il est en voie de dilatation, la mise en place de l'index sur l'orifice interne est des plus faciles. S'il a conservé au contraire toute sa longueur et si en même temps il est haut situé en raison du défaut d'engagement du fœtus, une petite manœuvre complémentaire est indispensable pour amener les deux pulpes de l'index sur l'orifice interne.

» On fait abaisser le globe utérin par un aide aussi profondément que possible, on prend appui sur les parois cervicales en les distendant en travers et en même temps on les entraîne en bas. L'une après l'autre, les pulpes digitales glissent par une sorte de reptation à la rencontre de l'orifice interne, à mesure que celui-ci est attiré vers elle, et elles finissent par prendre une assise solide.

» Dès lors, ces deux doigts vont jouer le rôle d'une pince dont on écarterait les mors, et dont le pivot repondrait aux articulations métacarpo-phalangiennes adossées l'une à l'autre.

» La force est exclusivement déployée par les fléchisseurs des doigts. Les lèvres du col, déprimées en des points diamétralement opposés, prennent la forme d'une boutonnière ; on déplace les doigts en différentes directions, de façon à masser les parois du col en tous sens.

» La pression digitale doit être lente, soutenue, sans à-coups; elle doit être progressive, autant que le permettent les forces de l'opérateur et surtout la résistance des tissus; c'est plutôt par la continuité de l'effort que par son énergie qu'on arrive à faire céder le sphincter cervical. On doit le fatiguer et non le violenter.

» Au cas où la pulpe des doigts perçoit de petits craquements dans l'intimité des tissus, ce qui indique la rupture interstitielle de quelques fibres musculaires, il convient de modérer légèrement l'effort et de changer les points d'application.

» L'orifice s'élargissant, bientôt le médius peut prendre place à côté de l'index de la main droite; ces trois doigts adossés deux à un, continuent le même travail jusqu'à ce que le médius puisse pénétrer à son tour. Le col est distendu dès lors par quatre doigts appuyant deux à droite, deux à gauche; le déploiement de force devient plus considérable et en même temps moins fatigant. On continue ainsi jusqu'à ce que l'auriculaire de la main droite, puis de l'autre, puissent être introduits à côté des autres doigts. A partir de ce moment les deux mains ont une prise assez solide sur le col pour en achever la dilatation. Toujours adossées par les articulations métacarpo-phalangiennes, elles écartent les lèvres du col en agissant dans la direction des divers axes du bassin. Dès que les doigts peuvent les amener simultanément en contact avec les parois osseuses opposées, la dilatation est aussi complète que possible. »

Dans cet article, Bonnaire insiste déjà sur l'importance qu'il y a à ne pas ajouter la force musculaire des bras au levier des doigts : « La force est exclusivement déployée par les fléchisseurs »; il faut y insister. Plus loin il annonce : « Que c'est plutôt par la continuité de l'effort que par son énergie qu'on arrive à faire céder le sphincter cervical. »

En effet, il importe de faire céder le col et non de le déchirer. Il arrive que parfois, pour des causes qui ont échappé à l'opérateur ou qui ne se manifestent qu'au moment de l'intervention, le col se refuse à s'ouvrir. Si des essais conformes aux règles de Bonnaire ne font gagner aucun terrain, le procédé est inapplicable, et nous verrons que c'est une de ses principales contre-indications. Dans un article de la *Presse médicale* (21 août 1909), Bonnaire ne craint pas d'insister à nouveau sur certains points qui lui paraissent négligés.

« La simple résistance du sphincter cervical nous a dans deux cas obligé à renoncer à la manœuvre. Il s'agissait d'éclamptiques. Dans l'un d'eux, nous eûmes recours au dilatateur de Bossi. Le col fut déchiré au passage de la tête fœtale et la femme mourut d'infection. »

Encore que prévoyant les défaillances ou les impatiences de ceux qui entreprennent sa méthode, il ajoute judicieusement :

« Pour quiconque entreprend la dilatation bimanuelle, trois qualités sont indispensables : confiance, patience, persévérance. Dès l'instant où les doigts attaquent l'orifice du col encore fermé, inévitablement l'opérateur est frappé de la conviction qu'il n'arrivera jamais à ouvrir le canal cervical ; il doit par la confiance écarter résolument cette impression : qu'il passe outre et, au bout de quelques instants, il aura la surprise de sentir le col se relâcher circulairement, et cela sous la continuité de l'effort modéré. La patience est non moins nécessaire, la préservation des tissus maternels exige qu'on procède sans compter son temps.

» Il convient d'agir doucement, mais avec une ténacité continue : l'impatience appelle la déchirure. Il faut enfin de la persévérance. Invariablement, on se persuade à tort que ce passage est suffisamment ouvert au fœtus ; aussi doit-on toujours passer outre à la fatigue d'un effort prolongé, s'imposer la règle de poursuivre le massage dilatateur, encore après le moment où les deux mains ont pu amener le pourtour du col en contact diamétral avec le bassin. »

Voilà les mots qui doivent se présenter à tout opérateur qui va se risquer à la dilatation du col. Oublier ces recommandations, c'est courir à l'échec et trop souvent au rejet de la méthode.

Reproches adressés à la méthode

La déchirure. — En principe, il faut admettre que la déchirure peut survenir dans tout accouchement. Elle est plus fréquente, évidemment, dans l'accouchement forcé. Chez la primipare qui accouche à terme, elle est physiologique ; très souvent elle passe inaperçue et nul ne s'en inquiète.

M. Grant Gould Speer, de Los Angeles (*Medical Record*, 1911), donne les chiffres suivants :

« De Neen (Mundee) dit que sur 2.500 femmes donnant naissance à un ou plusieurs enfants, il y en a eu 25 pour 100 marquées par des déchirures du col, et 50 pour 100 de celles-ci ont eu besoin d'un traitement. »

Dans la dilatation selon le mode de Bonnaire, elle peut être simple ou complète :

Si elle reste simple c'est-à-dire si elle demeure limitée au museau de tanche, elle est pour nous sans danger, tout au moins immédiat. Nous n'avons trouvé aucun auteur qui en signale de graves inconvénients. Dans notre statistique nous en présenterons, sans doute, de légères, sans que les suites de couches cessassent un seul instant d'être normales.

Si la déchirure est complète, j'entends alors qu'elle descend jusqu'au cul-de-sac vaginal, ou qu'elle remonte au segment inférieur, ce qui est pour nous l'infime minorité, les conséquences peuvent en être plus graves. Toutefois cet accident peut se rencontrer sans que le pronostic soit fatal ou la cause perdue.

Un exemple frappant nous est cité par Demelin (Obs. 24, *L'Obstétrique*, 1898). Dans ce cas, « après avoir fait en un quart d'heure la dilatation selon Bonnaire, je tente une version...

» En abaissant le bon pied je ressens une résistance, cependant je tire davantage sans résultat. Croyant à une dilatation insuffisante du col, j'introduis complètement la main dans le vagin et je trouve l'orifice, souple, large, béant, ne faisant pas d'obstacle. Cependant la jambe gauche est fléchie sur le ventre, le pied gauche arc-bouté sur la paroi du segment inférieur qu'il exprime fortement. J'abaisse le pied postérieur, et dès lors je termine l'extraction avec la plus grande facilité. L'enfant est vivant, la délivrance naturelle se fait complète. Mais le col est déchiré à gauche, au niveau du museau de tanche ; la lésion n'atteint pas l'insertion vaginale.

» Les premiers jours se passent bien.

» Le sixième jour la malade expulse un caillot gros comme un œuf.

» Le septième jour. odeur fétide des lochies.

» La température est de 37,5. Je touche et je trouve dans l'utérus, dévié à droite, une cavité anfractueuse, à gauche dans le segment inférieur, au-dessus de l'insertion vaginale, remontant longitudinalement jusqu'à 2 centimètres au-dessus de l'anneau de Bandl et remplie de caillots fétides que j'exprime. Lavage permanganate. Température, le soir 38,5.

» Deux jours après, tout rentrait dans l'ordre : les suites de couches furent dorénavant normales : quinze jours après le col était reformé. »

Cette observation est instructive à un double point de vue : tout d'abord elle montre que l'on peut quelquefois, sans malignité, attribuer à la dilatation bimanuelle une dilacération dont elle n'est nullement préjudiciable. Dans le cas présent, Demelin est le premier à reconnaitre que la déchirure a été due à la pression intempestive du pied postérieur sur la paroi utérine. Ensuite elle tend à prouver qu'une aussi large effraction du segment inférieur peut guérir sans grands inconvénients pour la mère, le plus simplement du monde.

Cependant le Professeur Rouvier, de la Maternité d'Alger (*Annales de gynécologie*, 1912), dans son article sur les déchirures de la voûte vaginale au cours de l'accouchement, nous montre combien celles-ci doivent justement effrayer l'opérateur et bien que ces accidents n'aient été nullement causés par la dilatation bimanuelle il nous inspire de justes craintes et pèseront lourdement sur l'avenir de la méthode.

La déchirure, d'autre part. peut être causée au premier titre par l'effort combiné des deux mains dilatatrices.

Lorsqu'elle survient au moment de l'application de la méthode, celle-ci est proprement dite responsable. Et si l'accoucheur se contentait de dilater le col jusqu'aux parois osseuses du bassin et qu'il attendît naturellement l'expulsion spontanée du fœtus, il est vraisemblable que les traumatismes seraient moins fréquents. Mais la dilatation une fois obtenue,il faut se hâter d'entraîner au dehors le fœtus et diverses manœuvres s'offrent : la version, le Braxton-Hicks, le forceps ; chacune de ces manœuvres peut tout au moins contribuer à la déchirure ou en être même la cause totale. Il est convenable d'admettre qu'après avoir opéré la version et extrait les membres et le tronc du fœtus, le col, en vertu de son élasticité, revienne sur lui-même et enserre comme une gangue la tête fœtale dernière. Après le gros volume des épaules vient un rétrécissement qui est le cou de l'enfant. Le col utérin en glissant vient enserrer cette partie rétrécie et si l'extraction de la tête dernière est un peu hâtive, je n'ose dire brutale et maladroite, il peut fort bien s'ensuivre la complication redoutée, l'éclatement d'autant plus facile du col que celui-ci vient d'être soumis au dur travail des doigts.

Bonnaire l'explique fort bien :

« Ce n'est point tant le travail de divulsion lent et contrôlé qu'exercent les doigts sur les fibres musculaires que la distension déterminée par le passage de la tête fœtale qui constitue l'agent fauteur de l'effraction des tissus : Les deux mains adossées ne déchirent pas les tissus, averties qu'elles sont par leur sensibilité palmaire. Toutefois on ne saurait nier qu'elles prépareront l'accident. Sous l'effort des doigts, quelques fibres musculaires cèdent par place et ainsi se trouve créés des points d'appel pour les déchirures qui s'ouvriront sous le frottement de la tête fœtale. »

Dans sa lettre, M. le Professeur Bonnaire recommande encore :

« Il faut répéter ce que je n'ai pas peut-être assez dit, que jamais la dilatation artificielle n'est assez complète, on croit invinciblement que le col est assez ouvert. »

De l'infection et de l'hémorragie consécutives à la déchirure. — La déchirure a comme suite naturelle l'infection et l'hémorragie. Souvent, en effet, ce n'est que l'exacte vérité. Le conduit vaginal souillé, la cavité utérine infectée peuvent en être les seules causes. On a voulu voir un apport de germes dans les mains de l'opérateur. Lorsque ce dernier fait existe, ce n'est qu'une faute contre les lois de l'asepsie. Toutes les opérations obstétricales depuis la plus simple qui est le toucher explorateur en relèvent également. On ne saurait nier cependant que l'action traumatisante des doigts appuyant longtemps sur des tissus dilacérés ne puissent favoriser l'infection. Encore faut-il faire une large part au coefficient d'infection primitive de la mère. Selon que l'on aura affaire à une grossesse normale qu'il faut vivement terminer, soit pour inertie utérine, soit pour souffrance fœtale, ou bien que l'on se trouve en face d'une parturiente ayant un fœtus mort et présentant des signes d'infection amniotique, les conditions ne sont plus égales. L'une offrira toutes les chances de complications infectieuses, tandis que l'autre aura des suites tout à fait normales, sans aucune manifestation morbide, quelquefois même avec des dilacérations plus conséquentes. Pour nous, sur les 27 cas que nous avons recueillis auprès de nos maîtres, nous n'avons eu à relever que 2 fois des poussées fébriles consécutives à la dilatation bimanuelle. Encore, comme je le faisais prévoir plus haut, qu'une de ces femmes présentait, en pleine infection amniotique, un fœtus mort depuis assez longtemps. Cette poussée fébrile était sans doute due à l'infection utérine même, car cette fois le col ne présentait aucun traumatisme, aucune déchirure.

De l'hémorragie. — L'hémorragie semble être un gros danger de la méthode, qu'elle soit consécutive à la solution de continuité des tissus, ou qu'elle provienne d'une inertie utérine spontanée ou due à un accouchement trop rapide. Nous-même nous l'avons relevée à différentes reprises dans nos observations.

M. le Professeur Bar, au Congrès d'obstétrique de Budapest (1909), cite :

« 2 femmes sont mortes d'hémorragie, 2 multipares, dont l'une ayant un placenta prœvia et l'autre ayant eu déjà des accouchements laborieux et dont le col présentait des cicatrices. Chez cette dernière, l'enfant se présentait par l'épaule, le cordon faisait procidence. J'ai dilaté le col avec les doigts et fait la version ; mais bien que le fœtus fût très petit, le col se déchira largement. Dans les deux cas, le tamponnement ne put arrêter l'hémorragie et les femmes succombèrent avant qu'on aît pu les transporter à la clinique... »

D'autre part, nous relevons, dans le *Compte rendu* de 1909 de l'Académie de médecine de New-York, ce passage de la communication du Dr W. Markoe :

« Une femme dilatée à deux doigts eut une mare de sang sous son lit. »

Il est juste de savoir si les femmes précitées ont succombé d'une perte de sang préjudiciable uniquement aux tentatives de dilatation, ou bien d'une hémorragie placentaire si grave que toute intervention autre que celle de Bonnaire aurait été inutile.

L'hémorragie est à craindre, certes, et c'est une juste appréhension qui doit nous entraîner à nous en méfier. Souvent, au moment où l'accoucheur prend contact avec la parturiente, celle-ci est déjà saignée à blanc et la dilatation bimanuelle, quelle que soit sa célérité, ne peut avoir gain de cause.

Dans les observations que nous avons eues sous les yeux, dans les statistiques si fouillées du professeur Bonnaire, nous n'avons pas à relever ces énormes pertes de sang imputables à la méthode elle-même. A la Clinique de Bordeaux, nous avons eu quelquefois semblables petits déboires, dus, dans la plupart des cas, à la simple inertie utérine. La délivrance artificielle ou un tamponnement du vagin remettait toutes choses en bon ordre et notre malade continuait tranquillement ses couches.

Des rétractions spasmodiques utérines. — On a décrit, après une dilatation du col et quelquefois pendant l'opération même, une sorte de contraction du muscle utérin, qui revient sur lui-même avec assez de force pour arrêter tout effort de la main qui dilate. Cette rétraction, survenant après la version et au moment où l'accoucheur extrait la tête dernière, serait préjudiciable à la vie du fœtus qu'elle étrangle en quelque sorte. D'autre part, si l'on insiste avec tant soit peu de force sur le dégagement de l'ovoïde céphalique, le col usé et même le segment inférieur s'appuyant sur l'obstacle qu'ils rencontrent peuvent se déchirer.

M. Demelin, dans sa lettre, nous explique sa façon de faire pour éviter semblable déconvenue :

« Je ne pratique que très rarement l'extraction immédiate après la version : je suis partisan de la version séparée.... j'ai vu un grand nombre de contractures.... J'attends beaucoup plus sans intervenir, et j'observe infiniment moins la rétraction spasmodique. »

A la Clinique, nous n'avons eu dans tous nos cas qu'une fois à constater cette sorte de réflexe du muscle, qui l'incite à reprendre sa place dès que l'obstacle ou la force qui le détend cède ou cesse d'agir. En l'année 1911, M. le Dr Faugère, chef de clinique, après avoir dilaté selon Bonnaire, constatait, au moment où il allait introduire la cuiller du forceps, que le col s'était rétracté assez fortement pour que sa lèvre antérieure formât une sorte de barre transversale. Le forceps put tout de même être placé et, malgré toute la prudence d'une manœuvre aussi difficile, cette barre se déchira légèrement (Obs. IX, année 1911).

C'est le seul cas que nous puissions relever, tout au moins chez nous, du phénomène cité par M. Demelin. Il est évident que cette complication est désastreuse pour l'intervention qui suivra la dilatation. Le passage du fœtus est compromis dans sa célérité et le col a toutes chances d'être mutilé. Il faut donc penser à cette complication. Pourra-t-on y remédier en laissant toujours une main en contact avec l'ouverture que l'on vient de créer. Peut-être le forceps, même haut placé, si toutefois il est possible, est-il préférable à la version. Les deux branches métalliques appuyées sur le col le maintiennent plus sûrement dans son écart et l'obligent en quelque sorte à conserver la position qu'on vient de lui infliger. Dans toutes les interventions finales faites à la Clinique de Bordeaux et qui ont succédé à la dilatation de Bonnaire, le forceps tient la plus grande place. Est-ce à lui que nous devons la rareté de ces rétractions spasmodiques ?

Difficultés d'application de la méthode. Col des primipares. Col non effacé. — Nous écarterons tout de suite le premier point. Le col d'une primipare est, en effet, plus résistant, plus tonique. Les tissus n'ont pas été accoutumés à l'enfantement, le phénomène de relâchement qui doit se produire naturellement est long à se dessiner ; le travail traîne pendant des heures, peut même s'arrêter, puis reprendre avec plus ou moins de vitesse.

Outre que toutes les primipares ne se conduisent pas de la même façon, certaines ont accouché dans des délais souvent plus courts que les multipares les plus rapides. Cette résistance du col dépend donc d'un coefficient personnel. Les fibres élastiques n'ayant jamais servi sont plus longues à s'ouvrir et l'orifice se prête avec peine aux efforts et aux massages. C'est le cas le plus fréquent. Cette difficulté peut rebuter, mais c'est alors que l'opérateur doit songer aux préceptes de confiance prêchés par Bonnaire. Nous avons eu affaire sur l'ensemble de nos observations à 16 primipares sur 27 : 3 seulement eurent le col entamé, toujours légèrement.

Le second reproche nous semble plus justifié et nous l'admettons volontiers. Le sphincter cervical n'a pas commencé son travail d'effacement, il a toute sa longueur, il vous faut l'attaquer suivant une épaisseur de 3 ou 4 centimètres : l'anneau musculaire non seulement rigide présente]2 orifices dont l'interne est le plus fragile. La victoire coûte alors de gros sacrifices : le col en sort grièvement blessé, le segment inférieur molesté. Il faut conseiller d'agir après un début de travail, tout au moins d'attendre lorsqu'on le peut que le col lui-même en paie les premiers frais.

Fatigue de la méthode. — Enfin Bonnaire lui-même reconnait que sa méthode est la plus pénible qui soit pour l'opérateur. La lutte d'un petit groupe de muscles bien spécialisés se prolonge souvent assez longtemps pour épuiser les mains qui travaillent. L'effort demandé au doigt est très dur ; cette fatigue devient gênante pour la suite des opérations. S'il faut aller saisir un membre au fond de l'utérus, ou maintenir une cuiller du Tarnier, l'engourdissement est souvent tel que les mouvements peuvent manquer de précision et de puissance. Il faut avouer que si le col est jeune ou résistant, l'accoucheur est soumis à une rude épreuve. Malgré qu'il se souvienne des mots de confiance, de patience, de persévérance enseignés par le maître, sa défaillance lui fait désirer souvent la fin de l'intervention; il procède par à-coups. Sa hâte d'en finir est désormais préjudiciable au col. Il doit, à notre avis, pour éviter cette ultime faiblesse, mettre de côté tout amour-propre et tout respect humain et confier la suite des opérations à l'aide qu'il n'a pas manqué de placer à ses côtés. Celui-ci, lorsqu'il existe devra se tenir prêt à toute éventualité.

Il ne nous appartient pas d'exposer longuement les avantages de la méthode. Faut-il poser dans l'autre plateau de la balance les qualités qu'on pourrait y rencontrer: nos conclusions à la fin de notre ouvrage en témoigneront suffisamment. Qu'il nous suffise de dire que son grand mérite est d'être exclusivement obstétricale.

Elle est la plus simple qui soit, puisque les mains mêmes de l'accoucheur sont les seuls instruments qu'elle exige.

Elle est rapide : vingt à trente minutes dans les cas favorables, deux heures dans les cas défavorables.

Aucun instrument, aucun autre procédé n'offre ces garanties de célérité. Ne convient-il pas quelquefois de payer plus cher ce que l'on gagne en vitesse.

Nous avons présenté en toute sincérité les défauts de la méthode sans essayer de les nier ni de les déguiser: nous croyons les avoir mis à leur juste place. Il faut qu'on les admette et qu'on les craigne. Connaître les dangers, c'est déjà presque les éviter. En insistant encore sur eux à la fin de notre premier chapitre, nous aurons peut-être détourné les audacieux ou les téméraires de cette route qui leur semble trop facile. Il faut savoir que ce procédé est avant tout le plus délicat, qu'il exige des connaissances parfaites non seulement de la méthode et des voies génitales de la femme, mais encore une science consommée de l'accouchement. Bien loin d'en vouloir à la vulgarisation, nous la plaçons comme une intervention devant être réservée aux cliniques obstétricales et sous la surveillance d'assistants adroits.

CHAPITRE II

INDICATIONS — CONTRE-INDICATIONS

> « Une méthode ne doit jamais être appliquée par complaisance, voire même sur des indications relatives. »
>
> (Lettre de BONNAIRE, 1912.)

Est-il possible de poser nettement les indications d'une méthode comme celle de Bonnaire ? La chose paraît bien difficile. Les cas où il faut l'employer sont d'urgence. Il faut en finir et cela dans le temps le plus court. On peut même dire franchement que le choix n'existe plus : La nécessité veut l'intervention, et d'elle-même la dilatation bimanuelle s'offre à l'accoucheur. Nous sommes en présence d'une femme agonisante, dont les minutes sont comptées ; le fœtus souffre, le stéthoscope est muet. Que faire ? Faut-il hésiter devant deux vies menacées ? La césarienne abdominale ? Quels dommages ! quelles craintes ! C'est l'opération chirurgicale avec ses lenteurs, ses complications, son arsenal, sa redoutable mise en scène. Et si dans l'abdomen ouvert on trouve un utérus infecté, les règles modernes ordonnent de poursuivre l'œuvre commencée ; c'est l'ablation des organes de reproduction, la mutilation d'une femme, la suppression d'une des plus nobles fonctions, l'anéantissement de la maternité.

Descendons un échelon, et c'est la césarienne vaginale, tout aussi dramatique, avec tous ses risques et toutes ses complications. Souvent l'accoucheur n'a plus de choix : de la rapidité de sa décision dépend le sort d'une mère, et c'est d'abord à la dilatation bimanuelle qu'il doit penser. Ne pas l'envisager, c'est faire une faute : la prévoir est presque un devoir.

La méthode de Bonnaire s'adressa d'abord au placenta prœvia : son aurore était réservée au traitement des hémorragies par insertions vicieuses du placenta. C'est donc par cette première complication du travail que nous commencerons notre chapitre des indications et des contre-indications de la méthode.

Du placenta prœvia

Avant d'établir un parallèle entre les différents moyens de traiter cette complication, nous sommes obligé de convenir que chacun préconise son procédé et le pratique à l'exclusion des autres.

Le placenta prœvia, les insertions vicieuses du placenta ont de tous les temps préoccupé justement les accoucheurs.

L'historique des graves hémorragies des annexes fœtales est contenu tout entier dans celui de l'accouchement forcé. Depuis Ambroise Paré qui le conseille, Guillemeau qui l'applique, Louise Bourgeois qui publie la première observation, les noms des plus grands y sont attachés : Mauriceau, Smellie, Deleurye Puzos, Hubert (de Louvain) en 1869, Pinard en 1886. En 1776, Leroux (de Dijon) préconise le tamponnement vaginal avec des linges imbibés de vinaigres. Le professeur Pajot le suit, mais y joint les moyens aseptiques.

L'Anglais Barnes, en 1862, conseille le décollement partiel du placenta et invente ses sacs-violons.

Champetier de Ribes établit les ballons, qui prennent une des plus belles places dans l'arsenal obstétrical.

Puis ce fut Braxton-Hicks : il chloroformise, introduit ses deux doigts dans l'orifice cervical, rompt les membranes et aidé de sa main qui travaille la paroi abdominale externe, fait évoluer le fœtus pour écraser de son siège la source sanglante.

En Allemagne, et tout récemment, le placenta prœvia est offert au couteau du chirurgien. Tait propose la césarienne classique, les Anglais le désapprouvent : le cas heureux que cite le *Medical Record* n'amène pas la conviction des accoucheurs. Cependant Sellheim, Krönig (de Fribourg) ont recours à toutes sortes de césariennes, mais ils sont encore combattus par leurs compatriotes Martin et Plannenstiel.

L'Ecole française demeure éclectique tout en réservant ses préférences.

Dans cette rapide revision des méthodes qui ont lutté ou qui luttent encore contre le placenta prœvia, il nous est bien difficile d'en garder une seule, celle qui sera bien spécialisée, celle qui sera chaque fois et dans tous les cas l'opération de choix. On ne peut affirmer ainsi l'excellence d'une méthode.

Pour nous, écartant d'office les césariennes quelles qu'elles puissent être, nous essaierons de confronter la Braxton-Hicks et l'accouchement méthodiquement rapide, selon Bonnaire.

Nous envisagerons le problème de la sorte :

1° *La femme n'est pas en travail.* — Le diagnostic au début d'une insertion vicieuse du placenta ne se fait généralement pas et c'est l'hémorragie qui en est le signal d'alarme.

a) Si l'hémorragie est légère, peu conséquente, les lavements laudanisés éteindront les contractions utérines, un tamponnement selon les règles dissipera en général les justes frayeurs du praticien ; mais il ne perdra pas de vue sa malade, il se tiendra prêt à tous les événements ; le cas n'est plus d'urgence.

b) L'hémorragie est grave, mais l'accoucheur est déjà averti. Il y a tout lieu de supposer que le col est perméable et que c'est sans doute le début de son effacement qui a désinséré le placenta. Là encore, la rupture des membranes, un confortable ballon de Champetier de Ribes bien placé pourront, atténuant ou dissipant les dangers, donner une accélération d'expulsion qui garantira la parturiente.

2° *La femme est en travail.* — Cette fois, plus de doute ; l'hémorragie est toujours grave. Le praticien est, dans tous les cas, appelé, lorsque les manœuvres précitées ont été essayées et n'ont pas réussi. Quelle que soit sa célérité à prendre contact avec son sujet, celui-ci donne déjà des signes de défaillance et il faut agir selon les deux seuls modes que nous croyons à sa disposition : Nous voulons dire la manœuvre de Braxton-Hicks et la dilatation bimanuelle de Bonnaire. La première est plus ancienne et beaucoup la préfèrent. Un double témoignage nous vient du professeur Daniel (de Bucarest) qui nous écrit que, resté fidèle aux leçons de son maître, il est comme lui attaché à la version bipolaire :

« J'ai employé cette méthode, tant à la Maternité pendant que j'étais interne de M. Povak qui préférait cette méthode aux autres dans le placenta prœvia, que dans ma pratique personnelle et je n'ai eu qu'à m'en louer. »

Pour nous, nous considérons ces deux procédés comme excellents, et remarque faite que pour manœuvrer à la Braxton-Hicks, il faut commencer dans la majorité des cas une dilatation manuelle de l'orifice d'entrée ; nous les emploierons ainsi qu'il suit :

Si la tête n'est pas engagée, si celle-ci est mobile au-dessus du détroit supérieur et que nous pressentions les difficultés d'aller accrocher le col avec les doigts ou que nous ayons affaire à un orifice anormal (et nous nous expliquerons plus loin sur ce terme qui prendra toute sa valeur dans nos contre-indications), nous donnons franchement le premier pas à la version selon Braxton-Hicks.

Mais la tête est engagée, le col est accessible, nous donnons toute préférence à Bonnaire. Si la version bipolaire a l'avantage, par la procidence d'un membre qui coince le segment inférieur, à la façon d'un ballon de Champetier, de déterminer une hémostase appréciable, nous pouvons nous heurter après cette première manœuvre à une lenteur démesurée du travail préjudiciable à la mère affaiblie, à une inertie utérine ; enfin nous pouvons provoquer de graves lésions du côté du segment inférieur.

M. le Dr Faugère, chef de clinique, qui nous a guidé de ses précieux conseils dans notre œuvre, a eu encore l'amabilité de nous communiquer une observation personnelle, toute récente, qui nous offre un solide appui dans notre conviction :

Observation Inédite

(Due à l'obligeance de M. le Dr Faugère, chef de clinique obstétricale)

Mlle X..., trente-cinq ans.

Antécédents héréditaires. — Rien de particulier.

Antécédents personnels. — Enfance normale. Puberté à quatorze ans. Règles normales. En 1904 (11 juillet), avortement de cinq mois que la malade attribue au surmenage et à la fatigue. Peu après, deuxième grossesse normale, accouchement normal, enfant vivant, actuellement en bonne santé.

Grossesse actuelle. — Dernières règles du 8 au 12 novembre 1911.

Mouvements actifs fin mars.

Hauteur de l'utérus : 38 centimètres.

Rien de spécial pendant cette grossesse, si ce n'est les hémorragies.

La première, légère, le 11 avril, silencieuse, survenant sans cause apparente. Quatre jours après, nouvelle perte de sang légère.

30 avril. Encore une hémorragie.

Au mois de mai, la malade présente des petites hémorragies survenant à des intervalles, parfois de cinq jours à huit jours, d'autres fois de quinze jours. Cependant ces pertes cessent du 8 juin au 15 juillet.

Nous sommes appelé auprès de la malade à la fin du mois de juillet. La parturiente, à ce moment même, présente des pertes assez abondantes de sang rouge vif qui surviennent sans contraction utérine.

Au point de vue obstétrical, le fœtus vivant se présente en O.I.G.T. Le sommet est mobile au-dessus de l'aire du détroit supérieur. Au toucher, le segment inférieur du côté gauche est épaissi. On sent quelque chose qui sépare le doigt explorateur de la partie fœtale en présentation.

Le col, de consistance normale pour cet âge, n'est pas dévié. Il a conservé toute sa longueur et il est peu perméable.

L'état général est bon. Le pouls bien frappé, bat 75. Pas de température.

Nous faisons le diagnostic d'insertion basse. La malade, surveillée, est mise au repos. Les pertes s'arrêtent pour reprendre le 6 août. L'état général reste cependant bon.

Quand, le 8 août, surviennent les premières contractions utérines douloureuses. A midi, une hémorragie grave se déclare. Le col n'est pas complètement effacé. Nous faisons un tamponnement serré du vagin à la gaze stérilisée, qui nous donne le temps d'anesthésier et de préparer la malade. Le pouls est alors à 140, tout petit, la malade a des syncopes.

A ce moment, nous commençons la dilatation bimanuelle après avoir enlevé le tampon imbibé de sang. Le procédé de Bonnaire est le seul qui puisse nous donner quelque résultat et pour la mère et pour l'enfant. La dilatation se poursuit rapidement et arrive bientôt à être complète.

Le placenta obstrue la moitié de l'orifice ainsi créé ; les membranes rompues, on termine par une version facilement faite. L'extraction est rapide.

Nous faisons naître ainsi un enfant de 3 kil. 200 qui est ranimé au bout de cinq minutes. La délivrance artificielle pratiquée immédiatement, l'hémorragie s'arrête.

La malade en ce moment, malgré la petite quantité de chloroforme absorbé, a des syncopes. Les téguments sont pâles, le pouls petit, imperceptible.

On fait le traitement général des hémorragies. A cinq heures le pouls devient plus perceptible : 140 ; le lendemain il est à 120. Il reste ainsi pendant une semaine, malgré le traitement intensif que nous faisons suivre.

Peu après, cependant, les suites de couches deviennent excellentes, et à l'heure actuelle (8 décembre 1912), la mère et l'enfant sont en parfaite santé.

Nous ne croyons pas qu'il y ait une méthode dans un cas semblable qui puisse nous donner un résultat aussi heureux. Il fallait aller vite. La dilatation de Bonnaire était la méthode de choix, puisque le col était très élastique, méthode qui a sauvé et la mère et l'enfant tout en conservant l'intégrité fonctionnelle de notre malade.

Demelin, en 1898, donne dans sa statistique pour pronostic fœtal 4 morts sur 4 cas.

Dans la Réunion obstétricale de Lyon de décembre 1909, nous

relevons encore une communication de M. Voron, rapportée par M. Gonnet : « Rupture spontanée du segment inférieur dans un cas de placenta prœvia traité par la manœuvre de Braxton Hicks » : Secondipare, vingt-cinq ans, ayant un placenta prœvia central, avec col dur, rigide, dilaté à trois doigts. On pratique le Braxton-Hicks ; accouchement spontané après perforation de la tête de l'enfant. Mort. Déchirure du segment inférieur. Hystérectomie. La mère succombe à la fin de l'opération. »

Je ne veux pas dire dans ce cas que la bimanuelle aurait évité l'effraction utérine, mais cette fois la version bipolaire comporte les mêmes reproches, les mêmes dangers.

Les auteurs de cet article concluent, d'ailleurs, que dans ces cas de placenta prœvia, il eût été préférable de recourir d'emblée à la césarienne classique.

Bonnaire lorsqu'il publia ses 171 cas de femmes dilatées à sa manière, en 1909, avait eu affaire à 48 cas de placenta prœvia avec hémorragie grave. Sur l'ensemble de ce gros chiffre il avait en face de lui :

1° 8 cas d'insertion basse, centre pour centre. Il en est sorti 3 décès, soit un pourcentage de 37,5 %. ;

2° 28 cas d'insertion partielle : 5 malades succombèrent, d'où 17,8 %. :

3° 12 cas avaient une variété marginale ou latérale ; 1 mort, soit 8,3 %.

Qu'il soit dit pour l'entière justice des faits :

« Toutes ces malades sont arrivées dans des états déplorables la plupart du temps, elles nous parvenaient exsangues, après échec de toute thérapeutique tentée au dehors.

» Aucune malade ne succomba à un surcroît d'hémorragie causée par l'opération.

» En effet, la dilatation bimanuelle est, de tous les modes de traitement, le tamponnement vaginal excepté, celui qui prévient le mieux aux effets hémorragipares ou décollement placentaire, lequel marche nécessairement de pair avec les progrès de la dilatation du col, dans la variété totale du placenta prœvia.

« Sur les 48 enfants, 38 ont succombé, soit 65 %. ; mais 21

étaient morts avant l'intervention, ou du moins étaient non viables... »

Voilà ce que Bonnaire nous offre dans sa statistique de 1909.

Ajoutons à notre appui ces quelques lignes de M. André Van Cauwenberghe, assistant à l'Université de Gand (La dilatation mécanique du col utérin à la fin de la grossesse. *Rev. mens. d'obst., de gyn. et de pæd.*, 1910).

« Nous croyons pourtant que la version par manœuvres externes, la version de Braxton-Hicks, le tamponnement par le ballon de Champetier de Ribes ou la version par manœuvres internes, avec dilatation manuelle du col, d'après la variété à laquelle on a affaire, sont les meilleures interventions à conseiller. L'opération césarienne vaginale, conseillée à une certaine époque par Bumm, puis plus tard par Doderlein, Krönig et Henkel, ne semble pas avoir grande chance de succès; elle est d'ailleurs abandonnée par les auteurs eux-mêmes. »

D'autre part, M. D. Fraipont, professeur d'obstétrique et de gynécologie de Liège (Opération césarienne dans le traitement du placenta prœvia. *Rev. mens. d'obst., de gyn. et de pædiatrie*, 1910), donne une série de 16 opérations avec une seule mortalité, soit 5 à 6 °/ₒ pour les mères.

7 ont eu des suites de couches apyrétiques;

4 ont présenté des élévations de température passagères;

4 ont eu des accidents infectieux plus graves, qui ont amené la production d'une paramétrite dans deux cas et d'une phlébite double dans un cas.

Chez les 9 autres femmes, il y eut, au moment de la délivrance, des hémorragies sérieuses qui ont nécessité le tamponnement utéro-vaginal.

Pour les enfants : 2 embryons qu'il faut éliminer; 14 nés presque à terme; 8 sont nés vivants, mais 3 ont succombé de trois heures à cinq heures après l'accouchement, à la suite d'accidents provoqués par l'extraction ou par l'aspiration intra-utérine du liquide amniotique.

6 sont nés morts, bien que la plupart fussent en vie au moment de la version podalique.

L'extraction, faite lentement pour ne pas provoquer de déchirures, leur a été funeste.

Nous pouvons, bien qu'il nous semble impossible de donner une de ces deux méthodes comme exclusivement destinée au traitement des hémorragies par insertions vicieuses du placenta, estimer qu'elles ont une valeur sensiblement égale. Les petites différences du moment exposées plus haut et les préférences de l'auteur inclineront le plateau en faveur de l'une ou de l'autre.

Eclampsie

La question du traitement de l'éclampsie a toujours été vivement débattue ; qu'elle soit envisagée par le médecin, ou par l'accoucheur, ou par le chirurgien, nous croyons qu'aujourd'hui on s'accorde à délivrer vite. Nous laissons de côté les petits accès convulsifs que le régime maîtrise et nous nous adressons à l'éclampsie vraie, à la grande crise dramatique qui a résisté au chloral, aux saignées, que le chloroforme calme, mais qui renaît plus folle et plus grave à mesure que s'approche le terme de la grossesse.

M. le Professeur Fieux, dans son article : « Sur l'opportunité de l'accouchement provoqué dans l'éclampsie de la grossesse » (*Rev. mens. de gynécol., d'obst. et de péd. de Bordeaux*, 1899), après une série d'observations des plus probantes, conclut en ces termes que nous aimons à citer, d'abord parce qu'ils viennent d'un de nos maîtres et qu'ensuite ils consolident notre conviction :

« Voilà pourquoi, dans les crises d'éclampsie, où la vie de l'enfant est une question de minutes, je n'hésiterai pas à pratiquer, sous chloroforme bien entendu, sans négliger les autres termes de la thérapeutique actuelle, l'accouchement brusque, sans violence, obtenu par la dilatation manuelle, progressive, manœuvre sans danger pour la mère. »

D'autre part, M. Frans Daels (Thèse de Gand, 1909 : « Eclampsie et son traitement »), après avoir envisagé les différentes manières d'obvier à cette complication, conclut en faveur de la dilatation rapide suivie de forceps : celle-ci lui donne une mortalité maternelle de 12 °/₀ et une mortalité fœtale de 4 à 6 °/₀.

Si nous nous reportons à la statistique de Bonnaire, il eut à à traiter par sa méthode 18 cas d'éclampsie puerpérale : 12 fois il dut compléter une dilatation commencée déjà, 6 fois il fallut intervenir avant le travail ; 6 femmes succombèrent, dont 5 du fait de la maladie, 1 par infection concomitante à une déchirure du col et du vagin.

Chez une septième malade, nous appliquâmes le dilatateur de Bossi ; le col, bien que la dilatation eût été portée à son maximum, se déchira au cours de l'extraction fœtale.

Sur 15 enfants, dont 1 jumeau, 7 furent extraits morts, 3 par cranioclasie.

En résumé, la mortalité des mères traitées par la dilatation bimanuelle fut de 33 °/₀, celle des enfants de 46 °/₀.

Dans cette statistique, il faut envisager l'état grave de la mère et, malgré la rapidité de l'extraction, la mortalité fœtale est grosse.

A la Clinique obstétricale de Bordeaux, en l'année 1910, un cas d'éclampsie fut traité avec plein succès par la dilatation bimanuelle, puis par le forceps. La mère et l'enfant furent sauvés.

En 1911, deux autres cas se présentèrent : Dans le premier, la mère, une primipare, et l'enfant furent sains et saufs : dans le deuxième, toujours ainsi traité, la mère, une primipare également, fut sauvée, mais l'enfant ne put être ranimé.

Enfin en 1912, nous avons un dernier cas très grave : l'œdème avait gagné tout le col : on appliqua la méthode en désespoir de toute cause ; la mère succomba, avec une large déchirure du segment inférieur ; mais l'autopsie démontra que d'autres lésions plus graves avaient réellement occasionné la mort.

On trouvera, au chapitre des observations, ces dernières consignées tout au long avec les détails qu'elles comportent.

En résumé, sur ces 4 cas d'éclampsie nous eûmes :

Mortalité maternelle 1 sur 4, soit 25 %.

Mortalité fœtale 1 sur 4, soit 25 %.

Que l'on nous permette de citer *in extenso* la magnifique observation publiée, par M. le Professeur Andérodias, dans la *Rev. mens. de gyn., d'obst. et de péd. de Bordeaux*, en février 1910 :

Mme S..., IIIpare, trente-cinq ans, ne présente aucun antécédent héréditaire ou personnel digne d'être signalé.

Première grossesse il y a treize ans, normale et terminée par l'expulsion spontanée à terme d'un garçon actuellement encore bien portant.

Deuxième grossesse trois ans après, terminée par la naissance d'un garçon, mort à sept ans de diphtérie.

Mme S... devient enceinte pour la troisième fois en 1907. Au début, sa grossesse paraît devoir être très normale. C'est seulement dans le cours du sixième mois que certains accidents font leur apparition : œdème des malléoles et des membres inférieurs et bouffissure de la face. A ce moment on examine les urines, mais l'examen demeure négatif. Il n'existe ni céphalée, ni troubles de la vue. La malade se plaint seulement d'une constipation assez opiniâtre.

Quelques jours après le début de l'œdème, la malade préente des symptômes assez étranges, qui cependant ne la frappent pas au point d'appeler le médecin. Dans le cours de la nuit, et cela une ou deux fois par semaine, Mme S... est prise pendant son sommeil d'une crise d'agitation assez vive, s'accompagnant de ronflement, allant jusqu'à l'étouffement. Elle exécute en même temps quelques mouvements convulsifs de la face. Le tout ne dure que trois ou quatre minutes, car M. S... inquiet, réveille sa femme, parfois avec difficulté. A son réveil, la malade, étonnée et ne se rappelant de rien, est toute surprise de se sentir fatiguée et surtout d'avoir une langue épaisse, douloureuse, avec sur les bords des traces de morsures.

Pendant cinq semaines, ces crises douloureuses surviennent tous les deux ou trois jours et ne s'accompagnent d'aucun trouble. A signaler seulement quelques douleurs assez vives à la nuque et à l'épaule, mises par la malade sur le compte de douleurs rhumatoïdes.

A aucun moment on ne constate de l'albumine dans les urines.

Le 26 mars, c'est-à-dire à sept mois et demi de grossesse environ, sans changement de régime, l'œdème augmente considérablement et l'albumine apparaît. Les urines analysées le 27 contiennent 0,30 centigrammes par litre : elles sont peu abondantes, mais leur quantité n'a pas été mesurée.

La malade est mise immédiatement par le médecin et la sage-femme au régime lacté absolu ; on lui fait prendre fréquemment des purgatifs qui donnent des selles abondantes. Les urines, analysées presque tous les jours jusqu'au 2 avril, montrent une diminution régulière de l'albumine. Il n'y a pas de céphalées, mais les crises convulsives nocturnes se produisent toujours.

Le 2 avril, sans changement de régime, les urines contiennent de grosses quantités d'albumine ; les trois jours suivants, l'albumine diminue.

Enfin le 5 avril, la malade entre en travail. Tout paraît devoir aller normalement, lorsque le 6, à une heure du matin, se produit une forte crise d'éclampsie bien caractérisée. Le médecin me fait chercher et un moment après j'arrive auprès de la malade que je trouve dans un coma presque complet. Elle est œdématiée de partout, bouffie ; de sa bouche sort une écume sanguinolente.

A l'examen obstétrical je trouve un col encore épais, mais présentant une dilatation de 2 francs ; la tête est engagée ; l'enfant est vivant. Immédiatement après l'examen, qui a pourtant été rapide, éclate une deuxième crise beaucoup plus forte que la première.

Je me décide à vider l'utérus pour diminuer, si possible, le nombre et l'intensité des crises et pour sauver l'enfant, dont on perçoit encore les bruits du cœur. La malade est mise sous chloroforme. Après la dilatation bimanuelle, suivant la méthode de Bonnaire, je fais une application de forceps et amène une fillette qui se met à crier immédiatement. Le placenta présente des foyers hémorragipares anciens et récents.

La malade est remise dans son lit. Comme il est impossible de lui faire une saignée, vu l'épaisseur de la couche adipeuse, je me contente de faire poser six sangsues derrière les oreilles et de laisser couler le sang assez longtemps. La nuit se passe sans nouvelles crises. Le 6, dans la matinée, de nouvelles crises se reproduisent tellement rapprochées et intenses qu'on a plutôt affaire à un véritable mal éclamptique.

La malade est soumise alors à des inhalations de chloroforme ; on lui donne aussi du chloral en lavement. Comme la tension artérielle est toujours énorme, d'autres sangsues sont appliquées, qui enlèvent une grande quantité de sang. L'intestin est débarrassé au moyen d'une purgation huileuse.

Au bout de quelques heures, la malade commence à avaler, elle absorbe un peu d'eau d'Evian. Les crises convulsives ont cessé et la malade revient peu à peu à elle, mais ne se souvient de rien.

Le 7, la température, qui les jours précédents s'était maintenue au-dessus de 38°, descend à 37° ; l'albumine diminue aussi considérablement. Dès lors, la guérison est assurée ; la malade peut absorber deux litres de lait et un litre d'eau d'Evian. Cependant les urines contiennent 0,50 centigrammes d'albumine par litre.

L'enfant qui ne pèse que 1.600 grammes est mis dans une couveuse qu'on fait installer dans l'appartement même et on commence à lui donner un peu de lait stérilisé. Mais comme chez la mère il se produit une amélioration rapide de l'état général et, d'autre part, la montée du lait se fait d'une façon normale, l'enfant est mis au sein et la mère peut nourrir d'une façon satisfaisante. Au bout d'un mois, il est sorti de la couveuse ; il pèse alors 2 kil. 500.

J'ai tenu à terminer par cettte observation détaillée, bien exposée, du professeur Andérodias. N'était-elle pas le plus bel exemple d'indication *in extremis* de notre méthode ; elle apporte par sa simple lecture notre meilleure conclusion.

Pour ces raisons de rapidité et surtout dans ces cas où la nécessité surprend un opérateur démuni, en mettant aussi en considération les statistiques précitées, nous pensons que dans le grand drame éclamptique c'est à la dilatation bimanuelle à tenir le tout premier rôle.

Souffrance fœtale et mort imminente du fœtus par procidence du cordon

Le sort de l'enfant prime dans ce cas. Conserver à tout prix le fruit doit-il être la meilleure solution du problème. Encore ici, on ne peut poser de loi générale. L'accouchement a débuté normalement, mais pour des causes fœtales ou des causes maternelles précisées par l'auscultation ou par le toucher, on se fait conviction que l'accouchement rapide seul pourra sauver l'enfant. Faut-il penser aux procédés lents, instruments ou ballons?

Souvent l'accoucheur jugera les choses inévitables. L'extraction ne saurait attendre. Je ne veux témoigner que des cas où la mort imminente de l'enfant est prévue, la femme sur le lit de souffrance et où l'oreille prudente du praticien suit les battements du fœtus; il ausculte ; ceux-ci sont bons, bien frappés, tout marche bien, la mère est courageuse et tout paraît à point. Tout à coup, les membranes rupturées laissent écouler le liquide amniotique teinté de vert; l'enfant souffle, le stéthoscope est inquiétant, le nombre des bruits cardiaques se ralentit, ils sont assourdis, difficiles à percevoir. Leur nombre décroît à chaque minute, bientôt ils ont cessé. La cause est difficile à présumer. Il faut vite intervenir. La dilatation est souvent à peine commencée.

On sait que telle procidence irréductible est compatible avec une longue survie de l'enfant (cas de M. Audebert, de Toulouse), mais on sait aussi que les manœuvres de réintégration soumettent le cordon à une compression qui n'existait pas du fait de sa propre chute dans le vagin et, loin d'améliorer l'état, on n'a fait que compliquer le travail.

Le seul moyen qui doit résoudre la question est l'accouchement rapide. L'enfant est extrait étonné, quelquefois en état de mort apparente. Différentes manœuvres ont toutes les chances de le ramener. La dilatation bimanuelle est, dans ce cas, pour nous, le procédé de choix. Bien appliqué et sur un col normal, il doit donner toutes les chances de succès.

Bonnaire, sur ses 171 cas, n'en comprend pas moins de 19 sous la dénomination de souffrance fœtale. Il donne cette indication sous le terme de : Procidence irréductible du cordon après rupture des membranes ».

Sur les 19 cas de son mémoire :

1 mère mourut d'infection, soit 5,2 %.

A la Clinique, nous relevons dans nos observations :

En 1910, 3 cas avec plein succès.

En 1911, 8 cas, dont 7 cas sans accident du côté de la mère et où l'enfant extrait fut toujours vivant; dans le 8e, l'enfant fut ramené mort, ayant trois circulaires serrés autour du cou.

En 1912, 1 seul cas avec plein succès.

Mortalité maternelle sur 12 cas................ 0
Mortalité fœtale (1 cas sur 12)................. 8,5 %

encore que l'enfant avait déjà succombé avant l'intervention.

Pour cette fois encore, nous avons tiré des cas si heureux de la méthode que nous la proposons comme de beaucoup la meilleure.

Etat grave de la mère

Que ce soit par troubles gravido-cardiaques, par urémie ou par infection grave, toutes les fois que la mort de la mère semble imminente, depuis les premières époques de l'accouchement forcé, cette indication fut posée. La mère ne pouvant être sauvée, il faut que tous les secours soient portés à l'enfant.

Les anciens accoucheurs, qui mettaient en pratique la voie abdominale pour extraire l'enfant qu'ils avaient tout lieu de supposer vivant, attendaient, impuissants, que la mort ait déjà frappé la mère. Mais, depuis le jour où, sous le couteau, la pseudo-morte s'était redressée, les accoucheurs avaient craint la césarienne et l'extraction par les voies génitales fut uniquement admise. Maintenant, il faut reconnaître que la méthode de Bonnaire est largement appliquée par tous les accoucheurs. On admet fort bien qu'il est difficile de soumettre une femme agonisante à l'anesthésie chloroformique, de l'épuiser encore par une intervention sanglante, qui doit nécessairement hâter l'échéance. Dans ce moment suprême, une déchirure, une hémorragie, une infection est encore moindre que la mort immédiate.

D'ailleurs, il est reconnu, d'après Rizzoli et les autres qui ont appliqué la dilatation manuelle avant Bonnaire, que le muscle utérin de ces femmes agonisantes se soumet pour ainsi dire de lui-même à la méthode. Avec la plus grande aisance, le col reconnaît la main de l'accoucheur et se laisse distendre sans colère ni résistance. L'extraction est toujours facile et si l'issue ne change malheureusement pas pour la mère, on aura la grande joie d'avoir au moins gagné une vie, celle de l'enfant.

Il est cependant bon de noter que, pour tous les accoucheurs, l'indication : état grave de la mère, est assez vaste. Un état grave, cependant, n'est pas toujours une mort imminente. Dans la fièvre typhoïde, dans la tuberculose, dans les vomissements incoercibles et dans d'autres infections, l'indication n'est pas aussi précise. Ici encore, nous faisons toutes nos réserves sur les moyens à employer lorsque le temps donné pour agir est suffisamment long pour tenter les moyens termes. Mais devant une urgence absolue des événements, nous sommes convaincu de la supériorité de notre méthode sur toutes les autres interventions. Encore qu'il faut ajouter que ces enfants et ces mères paient un lourd tribut dans notre statistique de mortalité.

Pour Bonnaire :

1° Accidents gravido-cardiaques : Après échec de la saignée et en présence de mort imminente, 4 mères ont succombé par asystolie dans les quatre heures qui suivirent l'accouchement, sauf 1 qui survécut quatre jours.

2° Urémie : 2 morts (opérées avant tout travail, succombant après intervention sans être sorties du coma).

3° Suffocation au cours
d'une hystérie laryngée 1 mère vivante. 1 enfant vivant.

4° Méningite .... 1 cas, 1 morte.

5° Péritonite généralisée. 1 cas, 1 morte.

6° Ulcère hémorragique.. 1 cas, 1 morte.

7° Coma .... 1 cas, 1 morte.

Sur ces quatre derniers cas deux enfants survécurent.

A la Clinique de Bordeaux en 1912, nous avons un seul cas d'imminence vraie de mort de la mère par pyélo-néphrite. L'enfant fut sauvé, mais la mère succomba quelques jours après d'une intervention, malgré toute l'habileté du Dr Ferron, qui avait assumé cette lourde tâche. Notons toutefois que dans ce dernier cas la dilatation, contrairement à toutes les prévisions, avait été très longue. De toutes les interventions qui n'avaient guère dépassé dix à vingt-cinq minutes, celle-ci demanda à M. le Dr Faugère, qui l'avait entreprise, la plus grande durée et la plus grande patience, mais aussi la plus grande fatigue.

Longueur du travail. Inertie utérine. Rigidité du col

Il semble à première vue que cette indication doit écarter d'emblée la méthode rapide. Le praticien serait outillé, *larga manu*, pour exciter les contractions utérines qui s'espacent, s'atténuent, puis disparaissent. Les agents médicamenteux, la douche vaginale de Kiwisch, les inhalations chloroformiques, l'écarteur-excitateur de Tarnier, et d'autres encore, mais surtout le ballon de Champetier de Ribes. Souvent, en effet, chacun de ces moyens, ou employés successivement, ont rempli leur tâche. Il faut les essayer, c'est l'évidence même, nul n'en disconvient. Mais combien de fois ont-ils fait défaut. Les cas à citer sont innombrables et répandus dans toutes les publications. Les témoignages de nos maîtres sont certains.

M. le Professeur agrégé Fieux écrit dans le même article que nous citons plus haut :

« De nos premières observations, l'accouchement rapide a été obtenu par l'emploi du ballon et l'extraction artificielle dès que la dilatation a été complète. Mais depuis, en plusieurs circonstances, nous avons été à même de nous rendre compte que les ballons incompressibles, soit laissés en place, soit maniés comme on le sait pour activer la dilatation, n'ont pas amené de résultat rapide, résultat que la main substituée au ballon atteignait dans un temps très court. »

Notre maître cite encore une observation de M. Gibert, dans lequel un ballon placé à travers un col de multipare dilaté comme une pièce de 2 francs, n'amena aucune modification trois quarts d'heure après. La dilatation manuelle fut effectuée en huit minutes.

Dans une autre observation qui lui est propre, il ajoute :

« Le col de secondipare (la première grossesse datait de quatorze ans) est trouvé perméable à passer deux doigts. Je l'attaque à la main et, en trente-cinq minutes, l'accouchement est terminé. »

M. le Professeur Bonnaire, que nous ne nous lasserons jamais de citer, nous écrit : « Certes, la dilatation au ballon rigide (type Champetier) assure beaucoup plus sûrement, et moins dangereusement le passage du fœtus. Celui-ci sort à la façon d'un n° 2 dans la grossesse gémellaire. Mais, j'y ai beaucoup insisté ; ce n'est que l'accouchement accéléré, il demande des heures. Maintes fois, mes élèves et moi avons tenté de tirer sur le ballon, en faisant en même temps du massage excentrique du col avec les doigts de la main libre, toujours la queue du ballon nous est restée dans la main. Le principe du ballon est excellent pour faire déclarer le travail ou hâter la dilatation, mais l'outil est exécrable. »

Dans nos observations, on trouvera des cas où le ballon essayé échoue complètement ou à peu près, et il nous a fallu recourir à la dilatation bimanuelle, après avoir perdu un temps précieux.

Nous ne voulons cependant point dire par là qu'il faille recourir de suite à la méthode de Bonnaire ; il est probable qu'un essai du ballon conforme aux règles amène le col à mieux se comporter devant les mains qui ne tarderont pas à suivre.

Il est dans nos intentions, et chaque fois qu'il nous le sera possible, de tenter le Champetier. Mais dès que nous constaterons que la mère épuisée réclame des soins immédiats, nous n'hésiterons pas à dilater avec nos deux mains. De 1898 à 1909, Bonnaire agit sur 42 cas de prolongation exagérée du travail par inertie utérine ou par rigidité du col.

Il eut 3 femmes qui moururent, soit 6,25 °/ₒ, et 10 enfants, soit 23 °/ₒ.

Nous présentons 6 cas sans complications, tous avec plein succès.

Rupture des membranes après la mort du fœtus, crainte de la putréfaction. Infection amniotique.

La mère seule cette fois est en jeu, mais il importe d'évacuer l'utérus de son contenu dangereux. La crainte seule de l'infection est déjà suffisante pour inciter l'accoucheur à aller vite, l'infection est encore une indication adjuvante. La rupture des membranes est faite, le liquide s'est écoulé, fétide ; l'évolution du fœtus est impossible par toutes les manœuvres de version, il faut l'extraire comme il se présente. Les opérations chirurgicales sur cette femme sont compromises par l'infection qui guette ou qui s'est déclarée. Si l'opérateur envisage la césarienne abdominale, il doit enlever tout l'organe et pratiquer l'hystérectomie totale. S'il se livre à la césarienne vaginale, toutes les chances de propagation sont ouvertes, encore qu'il opère mal, gêné par le long tunnel obscur du vagin. Cette fois, nous prévoyons sans doute que la dilatation bimanuelle reste seule ; il y aurait moins de chances de ne laisser aucune voie d'entrée aux germes microbiens.

Bonnaire donne 7 cas de putréfaction fœtale dans son mémoire avec un seul décès d'infection.

Nos observations offrent 1 seul cas. Les suites de couches furent fébriles, mais la mère sortit en bon état de la Clinique.

Nous avons essayé de passer en revue les plus notables indications, mais il peut en exister d'autres qui se présenteront, sous des formes différentes ou des formes associées. L'esprit de la méthode fera le reste.

DES CONTRE-INDICATIONS

Nous avons cru démontrer que les indications de la méthode sont variées et multiples, il est aussi de notre devoir d'insister sur les contre-indications. Elles aussi sont nombreuses, nous pouvons même dire que c'est leur respect et leur considération qui devront faire conserver à la dilatation bimanuelle tous ses avantages. La contre-indication est aussi importante que l'indication, et celle-ci est toujours sous sa dépendance. Nous allons procéder de la même sorte qu'au chapitre précédent, faisant tout notre possible pour les sérier.

Au premier titre nous signalerons :

La possibilité d'extraire le fœtus par les voies naturelles

L'évidence même des choses doit faire songer qu'il est nécessaire d'avoir un bassin bien conformé, des voies génitales bien ouvertes. Toutes les déformations osseuses, quelles que soient leur origine, doivent arrêter net les intentions de l'accoucheur. Le col utérin ouvert, les risques courus, la méthode parfaitement appliquée, il restera l'extraction, et si celle-ci est impossible, on aura travaillé en pure perte, et tout est à refaire.

Nous ajoutons immédiatement que cette contre-indication est commune à tous les accouchements, qu'ils soient accélérés ou méthodiquement rapides. Mais nous mettons en garde de suite pour éviter l'inadvertance ou l'oubli qui pourrait provenir de l'affolement qui peut surprendre les assistants devant la détresse de la situation.

Intégrité du col anatomique

Le col utérin est sensible aux outrages de nombreuses maladies. Outre une rigidité anatomique qui lui est propre, et dont assez heureusement la méthode est venue à bout (voir statistique de Bonnaire pour souffrance fœtale, par rigidité du col), il peut avoir perdu son élasticité en partie ou en totalité pour des causes pathologiques diverses. Citons simplement :

1° Les infiltrations œdémateuses du col dans les cas d'albuminurie, même d'éclampsie ou d'urémie.

2° Les scléroses des cols des multipares, que les accouchements antérieurs ont touchés assez gravement, et chez lesquels le tissu scléreux a pris la place des fibres élastiques.

3° Les lésions cicatricielles provenant des opérations qui ont précédé la grossesse actuelle.

4° Les reliquats d'inflammation des métrites suppurées.

5° Les traitements longtemps suivis et faits de caustiques dans les ulcérations de toutes origines.

6° Les accidents syphilitiques récents ou anciens.

7° Enfin les néoplasmes et toute tumeur du col. Toutes ces tares devront être examinées minutieusement avant toute tentative d'intervention ; non seulement, et s'il est possible, nous conseillons une visite attentive de la cavité vaginale et du col, selon tout son territoire, mais encore une exploration méthodique du doigt explorateur qui, par une résistance ou un manque de souplesse, sera souvent mieux averti que les yeux mal éclairés.

8° Nous signalons encore des amorces de déchirures qui se font spontanément même chez des multipares, au début tout à fait du travail et cela sans cause apparente. Un témoignage est contenu dans une observation de notre année 1911. Dans ce cas nous avons eu la faveur d'extraire le fœtus quand même, sans augmenter la déchirure. Elle était sans doute suffisante pour les convenances de la manœuvre, et les choses n'allèrent pas plus loin. Mais il ne faut pas tabler toujours sur cette chance, et la déchirure commencée ne tardera pas à gagner les zones dangereuses. En ce cas il faut éviter la méthode.

Ces contre-indications sont assez nettes par elles-mêmes pour que nous nous y attardions.

Le temps

Nous ne saurions trop insister sur ce point. Si l'indication la plus précise de la méthode de Bonnaire est l'urgence du cas, sa plus forte contre-indication est le cas contraire. Toutes les fois qu'il n'y aura pas danger, ni pour la mère ni pour l'enfant, la hâte de terminer ne doit jamais entrer en ligne de compte : l'impatience est le défaut le plus capital chez l'accoucheur. Il vaut peut-être mieux savoir attendre que de clore par une intervention, fût-elle la plus brillante, une grossesse qui se suffit à elle-même.

Nous gardons précieusement dans notre mémoire la phrase de la lettre que le professeur Bonnaire nous adressait et que nous avons placée en tête de notre chapitre des Indications.

Il importe aussi de bien connaître les qualités des méthodes de l'accouchement accéléré. Les indications de ce mode opératoire passent avant toutes celles qui s'appliquent à la dilatation bimanuelle

Nous aurions voulu, avant de terminer notre ouvrage, établir également une petite mise au point des méthodes par incisions du col de l'utérus pendant l'accouchement. Les circonstances nous forcent à écourter notre petit travail. Et pourtant cette césarienne vaginale est maintenant notre plus sérieux concurrent. MM. Jeannin et Garipuy, au dernier Congrès d'obstétrique de Toulouse, en font un éloquent plaidoyer. Ils soumettent trois observations concluantes. Ils établissent les règles de la technique à suivre et qui leur semble pouvoir être suivie assez facilement. Toutefois ils rendent justice à l'accouchement méthodiquement rapide et nous voulons terminer le chapitre par leurs conclusions; elles seront une manière d'ultime comparaison. Les indications de la césarienne vaginale sont formées presque exclusivement des contre-indications de notre méthode et c'est ce qui nous console un peu.

« Mais étant donné, en résumé, combien l'accouchement méthodiquement rapide est aujourd'hui bien réglé, on peut affirmer que la césarienne vaginale doit être d'un usage exceptionnel. Il paraît légitime de dire à son sujet : Qui en fait beaucoup en fait trop. Cependant il est évident de dire que dans certains cas elle reste notre seule ressource ». (Jeannin, de Paris, et Garipuy, de Toulouse.)

CHAPITRE III

OBSERVATIONS

Année 1910.

Observation I (Inédite)

(Prise à la Clinique obstétricale de Bordeaux)

Mme X..., secondipare, âgée de vingt-trois ans et demi, en état de grossesse à terme, présente son enfant en O.I.G.A.

Elle entre le 13 mai, à cinq heures du soir, à la salle de travail, perdant du sang abondamment. Le toucher révèle un allongement œdémateux du col, lequel dépasse l'orifice vulvaire environ de deux travers de doigt. On réintègre le col dans le vagin, et grâce à une injection vaginale chaude, l'hémorragie s'arrête. L'exploration montre une dilatation du canal cervical équivalente à 5 francs, bien que celui-ci ne soit pas complètement effacé.

14 mai. Durant toute la journée, la femme, paraît-il, présenterait la même dilatation. Le travail n'avance que très lentement; la tête s'engage petit à petit. Cependant la dilatation reste la même jusqu'à midi. A cinq heures du soir, le col est tout à fait effacé et la dilatation est à petite palmaire.

On intervient, la femme étant épuisée : On complète la dilatation par la bimanuelle de Bonnaire, qui se fait facilement grâce au ramollissement des tissus. On termine la grossesse par un forceps dans l'excavation. L'enfant est vivant. Les suites de couches furent normales.

Observation II (Inédite)

(Prise à la Clinique obstétricale de Bordeaux)

La femme X..., Vpare, est entrée à la Clinique le 6 mai 1910, à neuf heures et demie du matin. Elle est à terme avec une présentation en O.I.G.A. Son état est grave, demi comateux. On a décelé de l'albumine dans les urines depuis huit jours. Elle a été prise de trois crises avant son arrivée à la salle de travail.

A l'exploration, le col n'est ni effacé, ni dilaté. Aucun signe n'indique un début de travail. A son arrivée, son pouls bat à 62, sa tension, 20 1/2. Le pouls fœtal est compté 130.

A 10 h. 5, la femme présente une crise à caractère nettement éclamptique. On pratique une saignée de 300 grammes et un lavement évacuateur remplacé par un autre au chloral.

A 11 h. 55, cinquième crise; température, 37°5; pouls, 100.

A 2 heures, sixième crise; température, 38°; tension, 26. Il faut intervenir.

A 3 h. 1/2, sous chloroforme, on pratique la dilatation bimanuelle de Bonnaire, sans difficulté. On termine par une application de forceps au détroit supérieur. L'expulsion fut facile, mais après elle il y eut une hémorragie assez importante qu'on maîtrisa par une délivrance hâtive. L'enfant naît en état de mort apparente et revient après vingt minutes.

Guérison normale de la mère.

Observation III (Inédite)

(Prise à la Clinique obstétricale de Bordeaux.)

La femme est âgée de trente-cinq ans, elle est à sa quatrième grossesse. La présentation de l'enfant est en O.I.G.T. Entrée à la salle de travail à 8 heures du matin avec une dilatation de 5 francs; celle-ci se complète mal à 10 h. 1/2. Mais la tête ne s'engage pas, le sommet est mobile, la poche des eaux intacte. M. le Professeur agrégé Pery, déterminé par la souffrance manifeste du fœtus, rompt la poche des eaux et complète, selon la méthode de Bonnaire, l'ouverture du col. Il pratique la version podalique.

Pour la mère et l'enfant les suites furent normales.

Observation IV (Inédite)

(Prise à la Clinique obstétricale de Bordeaux)

La parturiente est âgée de trente-sept ans et primipare, sa grossesse est à terme.

A son entrée, à quatre heures de l'après-midi du 9 juin, elle présente un enfant en O. I. G. A. Le col est bien effacé. A neuf heures du soir, la dilatation est complète. Les douleurs ont bien commencé depuis le matin, mais elles n'ont pris une intensité et une durée notables que vers six heures et demie, avec des intervalles de cinq à six minutes.

A cette heure, le toucher révèle très bien la direction oblique de la suture sagittale. La poche des eaux reste cependant intacte.

Sur les conseils de la maîtresse sage-femme, Mlle Dupuch, on rompt la poche, qui laisse écouler un liquide sale, teinté de méconium. Mais la tête, simplement amorcée dans l'engagement, ne vient plus appuyer sur l'orifice utérin. Celui-ci tend même à se refermer un peu. La mère présente des douleurs expulsives, mais c'est en vain qu'elle pousse. M. le Dr Faugère, appelé, intervient par une dilatation bimanuelle de Bonnaire, suivi d'un forceps haut placé. Au dégagement, il se produit une légère déchirure du périnée. Les suites furent bonnes pour la mère et l'enfant.

Observation V (Inédite)

(Prise à la Clinique obstétricale de Bordeaux)

La femme, primipare, à terme, âgée de vingt ans, entrée le 12 novembre, avec une présentation en O. I G. A. La tête n'est pas engagée. La dilatation est à peine à 2 francs, et l'on constate déjà des signes évidents de souffrance du fœtus.

A neuf heures, on suppose une compression du cordon, puisque la tête n'est pas encore engagée. Les bruits du cœur fœtal sont ralentis : 75.

M. le Dr Faugère pratique de suite la dilatation bimanuelle de Bonnaire il parvient facilement à une dilatation complète en dix minutes. Il rompt la poche des eaux, qui donne issue à un liquide fortement teinté de méconium. Cette manœuvre est suivie d'une application de forceps sur tête mobile au détroit supérieur. Au premier essai les cuillers dérapent. Il pratique alors avec succès une version par manœuvres internes. L'enfant, né asphyxié, est ranimé au bout d'un quart d'heure.

La délivrance nous démontre qu'on avait affaire à un placenta par insertion basse.

Les suites furent bonnes pour la mère et pour l'enfant.

Année 1911.

Observation VI (Inédite)

(Prise à la Clinique obstétricale de Bordeaux)

La femme est primipare, âgée de vingt-six ans, a mené jusqu'ici normalement sa grossesse qui est à terme. La présentation de l'enfant est en O.I.D.P. A son entrée, le 12 novembre 1911, la tête est profondément engagée et la dilatation est à 5 francs.

Après un travail assez prolongé, le fœtus donne manifestement des signes de souffrance; on est obligé d'intervenir avant la dilatation complète. On pratique la dilatation bimanuelle de Bonnaire, qui est faite très vite. On termine par une application de forceps, le dégagement est opéré en occipito-sacrée; il se produit malgré tout une amorce de déchirure au périnée. Episiotomie unilatérale. L'enfant est extrait vivant, il pèse 2 kil. 400. La durée d'expulsion totale fut de trois quarts d'heure.

Les suites de couches furent normales.

Observation VII (Inédite)

(Prise à la Clinique obstétricale de Bordeaux)

Mme X... est IVpare, a présenté jusqu'ici une grossesse sans antécédents fâcheux; elle entre à la Clinique le 7 août, à terme, avec un enfant qui se présente en O.I.G.A.

La dilatation à son entrée était de 5 francs; elle ne progresse pas, malgré un travail régulier. Dès lors, l'auscultation révèle une évidente souffrance du fœtus; la poche des eaux rompue laisse écouler un liquide amniotique teinté de méconium. On intervient par une dilatation bimanuelle de Bonnaire et on termine par une version. A la délivrance naturelle, on trouve un placenta perforé, déchiqueté, qui s'expulse sans hémorragie. L'enfant est vivant. La mère, après avoir présenté deux jours après l'accouchement une température de 38°, qui n'a d'ailleurs duré qu'un jour, termina sans autres incidents ses couches. Elle quitte la Clinique le 12 août.

Observation VIII (Inédite)

Prise à la Clinique obstétricale de Bordeaux)

Femme X... est une multipare, IIpare, qui arrive à la Clinique avec une grossesse à terme et une présentation en O.I.G.T. le 23 décembre 1911. Le même jour, on constate que le col est à 2 francs. La poche des eaux se rompt à deux heures du matin. Mais le travail est lent, et les battements fœtaux se ralentissent: de 140 ils tombent à 70. La dilatation est encore incomplète. M. le Dr Faugère intervient par la dilatation bimanuelle. Il termine par un forceps. Le dégagement se fait parfaitement en occipito-pubien, mais il n'extrait qu'un fœtus mort, ayant succombé à l'étranglement formé par trois tours circulaires du cordon.

Les suites furent normales pour la mère.

Observation IX (Inédite)

(Prise à la Clinique obstétricale de Bordeaux)

Mme X... VIpare, est âgée de trente-sept ans. Pas de graves antécédents, pour ses grossesses antérieures. Celle-ci est à terme, et l'enfant se présente en O. I. G. T.

Le 8 novembre, la tête est amorcée et le col mou, déhiscent.

Les 14, 15, 16 du même mois, la malade ressent de vagues douleurs.

Le 16, perdant assez abondamment du sang, elle entre à la salle de travail.

A 8 heures du matin, la dilatation est à 5 francs.

A 3 heures de l'après-midi, elle manifeste de vives contractions qui n'ont aucun effet expulsif. Le col est alors à petite palmaire, la tête toujours non engagée. Ce sont toujours de vaines contractions. M. le Dr Faugère rompt la poche des eaux; le liquide est bien teinté de vert. On attend cependant encore, le fœtus ne manifestant pas de souffrance perceptible. On pratique alors des injections vaginales chaudes pour accélérer ces contractions. M. le chef de clinique Faugère décide une intervention. Il pratique la dilatation rapide selon Bonnaire. Mais au moment où il va placer les cuillers du forceps, il constate que le col s'est rétracté. La lèvre antérieure forme une barre, qui se déchire légèrement, malgré toute la prudence apportée à l'introduction du forceps qui put cependant être placé. L'extraction est assez difficile, on ne peut éviter une déchirure du périnée. Episiotomie.

A la suite de l'extraction, il se produit une assez forte hémorragie, que la délivrance artificielle arrête aussitôt.

L'enfant est bien vivant.

Les suites de couches furent normales pour la mère.

Observation X (Inédite)

(Prise à la Clinique obstétricale de Bordeaux)

Cette malade est une primipare, âgée de vingt-quatre ans, qui est apportée à notre Clinique, plongée dans le coma. La présentation est en O.I.G.T. Le toucher montre que la tête est fixée, et le col est dilaté à 1 franc.

Avant son entrée, le 26 novembre, elle aurait eu une première crise d'éclampsie de courte durée, puis elle se serait répétée plusieurs fois dans la matinée; elle aurait cédé au chloroforme.

Aussitôt son arrivée à la Clinique, on pratique une saignée de 200 grammes, puis un lavement au chloral ; à trois heures du soir, on fait une deuxième saignée de 400 grammes. Dans le courant de l'après-midi, elle eut sept crises éclamptiques. Entre ces crises on peut constater des contractions utérines douloureuses.

La dilatation se fait lentement; à trois heures, elle est de 5 francs; à cinq heures et demie, elle devient petite palmaire. Cependant l'état s'aggrave. L'intervention s'impose, M. le Dr Faugère pratique la dilatation bimanuelle de Bonnaire. On poursuit l'extraction par un forceps haut placé. L'enfant vient au monde vivant. Il pèse 2 kil. 200.

Les crises aussitôt s'atténuent. Jusqu'à six heures, il n'y a plus que deux crises. La mère sort en bon état le 13 décembre.

Observation XII (Inédite)

(Prise à la Clinique obstétricale de Bordeaux)

Cette femme était une IIIpare, âgée de trente-cinq ans.

A son entrée, on constate que l'orifice externe présente une dilatation petite palmaire. Dans l'orifice de dilatation et dans la partie supérieure du vagin, on trouve une main procidente. En suivant cette main, puis le bras, on rencontre un sommet en gauche transverse. Ces conditions décident l'intervention. De plus, le fœtus donne des signes de souffrance. Les bruits de son cœur sont tombés à 92. A noter aussi que depuis l'entrée de la parturiente, le liquide expulsé est teinté de méconium.

M. le Dr Faugère termine par une dilatation bimanuelle de Bonnaire, puis par un forceps au détroit supérieur. Le premier essai échoue, mais au deuxième on ramène un enfant qui naît étonné, difficilement ramené à la vie.

Le travail a débuté le 25 juin à huit heures et demie; l'extraction, qui s'est faite en trois quarts d'heure, n'a eu lieu que le 26 juin dans la matinée.

Observation XI (Inédite)

(Prise à la Clinique obstétricale de Bordeaux)

Femme X..., primipare, ayant sa grossesse à terme, a une présentation O.I.G.A.

Le 29 décembre à trois heures et demie, elle perd les eaux ; la dilatation est de 5 francs. La longueur du travail et l'épuisement maternelle décident l'intervention, car le 31 décembre le col n'a pas augmenté sa dilatation.

On complète facilement par la dilatation bimanuelle de Bonnaire, et on finit l'accouchement par une application de forceps dans l'excavation. Au dégagement, une déchirure vulvaire s'amorce ; on fait une épisiotomie.

Les suites furent normales pour la mère et l'enfant.

Observation XIII (Inédite)

(Prise à la Clinique obstétricale de Bordeaux)

Mme X..., primipare, avec une grossesse de sept mois, se présente à la Clinique le vendredi 19 mai. Elle est très fatiguée depuis la veille et souffre du ventre. Elle aurait consulté une sage-femme, qui lui montre qu'elle est en travail et l'engage à se rendre à la maternité. Elle arrive donc à la Clinique le 19 mai, à neuf heures du soir.

A ce moment on constate que le fœtus se présenterait par le sommet en position droite. Les battements du cœur sont normaux. La dilatation est à 1 franc. La poche des eaux est plate, la tête est engagée mais mal fléchie. La fontanelle antérieure se sent à peu près au centre du bassin. Les contractions utérines, peu fréquentes déjà, cessent complètement un peu plus tard.

20 mai. La malade ne souffrant pas n'a pas été examinée.

21 mai. Les contractions apparaissent de nouveau dans la matinée. A dix heures du matin, on constate une dilatation de 2 francs. Mais les

membranes sont rupturées. On ne peut savoir quand le fait s'est produit. La tête est toujours dans la même situation, la fontanelle est toujours au centre du bassin. A ce moment-là, on constate que le fœtus perd son méconium; les battements de son cœur sont cependant normaux.

Mais l'enfant donne des signes de souffrance de plus en plus accentués.

On décide de hâter le travail, au moyen d'injections chaudes et de quinine. Tous ces moyens ne donnent aucun résultat.

A cinq heures, non seulement le fœtus perd toujours son méconium, mais encore les battements du cœur sont devenus faibles, espacés, irréguliers. Le toucher vaginal révèle une dilatation stationnaire et une infiltration très marquée du segment inférieur. M. le Dr Faugère procède à la dilatation bimanuelle de Bonnaire et la femme accouche au forceps.

La durée du travail a été en tout de quarante-huit heures environ.

L'enfant sort vivant.

La mère, après des suites normales de couches, sort le 31 mai 1911 en bon état.

Observation XIV (Inédite)

(Prise à la Clinique obstétricale de Bordeaux)

La malade est âgée de vingt ans, elle est primipare avec une grossesse à terme et une présentation en O.I.G.A.

Le travail a débuté le 20 mars, à quatre heures et demie du soir. La dilatation, elle, à cinq heures.

Le 22 mars, à dix heures du matin, la dilatation était encore à 5 francs, et pourtant la femme a eu des contractions fréquentes toutes les cinq minutes environ. Les membranes se rompent au cours d'un toucher vaginal.

A onze heures et demie, l'état de la malade est stationnaire, le travail n'avance pas. Il a déjà duré quarante-huit heures.

On se décide à intervenir. Après une dilatation bimanuelle de Bonnaire, on fait une application de forceps dans l'excavation. On tire un enfant étonné, mais qui revient vite. Aucune lésion maternelle à signaler.

Une hémorragie, assez forte cependant se déclare mais elle est vite arrêtée par la délivrance artificielle.

La mère et l'enfant ont des suites bonnes.

Observation XV (Inédite)

(Prise à la Clinique obstétricale de Bordeaux)

Notre parturiente est âgée de vingt-deux ans, elle est primipare. Elle est entrée à la Clinique, à terme, sans avoir présenté aucune complication dans sa grossesse.

Début du travail : 13 janvier, à douze heures.

Début de la dilatation : même jour à 8 h. 45 du soir.

La rupture des membranes est précoce au début de la dilatation.

Sept heures du soir, les contractions sont plus douloureuses mais aussi plus fréquentes, elles se succèdent à huit minutes environ d'intervalle.

8 h. 30, le col s'efface. L'effacement est complet à 8 h. 45.

9 h. 30, dilatation à 1 franc.

9 h. 50, dilatation à 2 francs.

10. h. 40, dilatation à 5 francs.

La tête est toujours au même niveau. Situation identique. Le cœur fœtal bat à 130.

11 h. 15, le fœtus commence à souffrir, les bruits sont plus sourds, leur nombre diminue, cependant que la dilatation est toujours à 5 francs.

La femme souffre beaucoup, mais toutes les contractions sont vaines.

Constatant que le fœtus souffre de plus en plus, les battements sont maintenant à 80, l'intervention est jugée nécessaire.

On pratique la dilatation bimanuelle et on constate que le segment inférieur est infiltré. La bosse pariétale postérieure vient buter contre le promontoire. On essaie une première prise de forceps qui échoue ; la deuxième application transforme l'O.I.G.T. en occipito-pubienne. La tête est amenée péniblement à l'orifice vulvaire ; par des tractions énergiques, on la fait franchir, mais on détermine une déchirure de la fourchette corrigée par une épisiotomie médio-latérale. L'enfant, qui avait un circulaire autour du cou, est ranimé après vingt minutes de manœuvres de Schultze.

La mère sort en parfait état.

Observation XVI (Inédite)

(Prise à la Clinique obstétricale de Bordeaux)

X... est âgée de trente-deux ans.

Elle est IIIpare.

Première grossesse : Forceps datant de huit ans.

Deuxième grossesse : Accouchement artificiel à l'hôpital de Brioude pour hémorragie grave.

Troisième grossesse : Fausse couche à deux mois et demi datant de de dix mois environ, attribuée au surmenage.

Quatrième grossesse : Actuelle, à terme, à peu près normale.

Début du travail : Le 8 février, à deux heures du matin. Elle entre à la salle de travail à dix heures et demie. Le toucher révèle un col en voie d'effacement; bonne variété en droite transverse. Les bruits du cœur fœtal sont réguliers et bien frappés.

A deux heures un quart de l'après-midi, les bruits fœtaux se ralentissent.

A deux heures et demie de l'après-midi, ils sont sourds, mal frappés, puis disparaissent complètement.

On décide une intervention. M. le Dr Faugère pratique la dilatation selon Bonnaire. Le col est trouvé déhiscent, presque effacé. La tête est au détroit supérieur, dans le diamètre transverse. La poche des eaux n'est pas rompue. Artificiellement, on la rompt.

Puis on fait une application de forceps; la première prise dérape, la deuxième également. On fait alors la version. M. Faugère constate que la tête fœtale est retenue au-dessus de l'anneau de Bandl. On passe un lac autour du pied et, avec la main gauche, on fait remonter la tête au-dessus de l'anneau de contraction. Puis on dégage la jambe postérieure, puis le tronc, en ayant bien soin de faire l'anse du cordon dès que celui-ci peut être saisi. L'épaule antérieure se fixe sur la symphyse. On dégage le bras antérieur, puis le postérieur. Enfin, on extrait la tête par la manœuvre de Mauriceau.

Une déchirure s'étant produite suivant la ligne ano-vulvaire, d'une longueur de 1 centimètre environ, toute superficielle, on fait une suture au crin de Florence.

La durée d'expulsion, y comprise la manœuvre de Bonnaire, est de quinze minutes.

La durée totale du travail est de treize heures.

Une hémorragie se produisant, on fait la délivrance artificielle suivie d'une injection intra-utérine faite avec la sonde de M. le Professeur Lefour. On met un tampon vaginal pour remonter le col utérin qui présentait avant l'accouchement une légère déchirure, agrandie au moment du passage fœtal.

Les suites furent normales pour la mère et pour l'enfant.

Observation XVII (Inédite)

(Prise à la Clinique obstétricale de Bordeaux)

Notre malade est une primipare âgée de vingt-deux ans, qui entre le 6 juin 1911 à la Clinique dans un fort mauvais état. Elle fait une température de 40° et une dyspnée intense. M. le Dr Faugère, requis d'urgence à dix heures du soir, place pour activer l'accouchement un petit ballon de Champetier de Ribes, sans anesthésie. La nuit est mauvaise; elle s'écoule sans douleurs, mais avec de fréquents vomissements bilieux. Ce ballon est expulsé à huit heures du matin.

Au toucher, on constate un col ramolli, mais à peine effacé; la dilatation est à 1 franc. La température prise le matin est de 37°5.

A dix heures et demie, on place un deuxième ballon plus gros cette fois; les bruits du cœur fœtal sont bons.

A onze heures, les contractions sont assez fortes, mais la dilatation est lente. A ce moment, la malade ressent une violente douleur abdominale qui ne tarde pas toutefois à disparaître.

A une heure et demie, la dilatation ne se faisant pas, M. Faugère enleva le ballon et pratiqua la dilatation bimanuelle de Bonnaire; puis, bien que la malade ait déjà perdu les eaux, il rompt la poche. Il s'écoule une grande quantité de liquide amniotique.

On fait une application de forceps au détroit supérieur. Le fœtus est extrait en état de mort apparente et, malgré tous les soins prolongés dont il est l'objet, il succombe.

A six heures du soir, les pulsations de la mère sont rapides : 136. Injection de caféine. La malade est transportée d'urgence à la maternité de Canolle, où elle ne tarde pas à succomber.

Autopsie.— On trouve de l'œdème généralisé des poumons. La cavité péritonéale et surtout l'arrière-cavité des épiploons remplies de pus. On ne constate aucune lésion du côté de l'utérus et de ses annexes. A peine une petite déchirure au col utérin. Les antécédents ont révélé que la parturiente aurait avalé 60 grammes de teinture d'iode.

Observation XVIII (Inédite)

(Prise à la Clinique obstétricale de Bordeaux)

Mme X... est primipare, âgée de vingt-neuf ans, ayant une grossesse à terme, avec une présentation O.I.D.A., avec la tête engagée.

Depuis le 5 juillet le col est à 1 franc de dilatation et la poche est rompue avant tout travail.

7 juillet (onze heures du matin). Le col est effacé, la dilatation est à 2 francs, la fontanelle bregmatique, en position transversale au milieu du champ cervical.

Trois heures. Le col est en même posture, les battements fœtaux sont excellents.

Quatre heures et demie. La flexion est achevée.

Cinq heures. La dilatation n'avance plus. M. le Dr Faugère pratique sous chloroforme la dilatation bimanuelle selon Bonnaire. Cette manœuvre rapidement exécutée, on applique le forceps. Le dégagement est très laborieux. L'enfant succombe.

La mère, après une hémorragie *post-partum* qui s'arrête vite, continue normalement ses couches. Elle sort en bon état le 22 juillet.

Observation XIX (Inédit)

(Prise à la Clinique obstétricale de Bordeaux)

Notre malade, une primipare âgée de vingt-deux ans, ayant une grossesse à terme, arrive à la Clinique en voiture, à minuit, le 5 juillet. Elle est accompagnée d'une sage-femme, qui déclare que la parturiente aurait eu déjà deux crises d'éclampsie.

A son entrée, on fait l'analyse de son urine, qui révèle une quantité assez notable d'albumine. L'auscultation du cœur fœtal ne fait entendre aucun battement.

La dilatation, depuis son arrivée, n'a pas progressé; elle reste stationnaire à 2 francs.

On fait appeler M. le Dr Faugère, qui intervient par une dilatation bimanuelle de Bonnaire, puis il applique le forceps. Après une extraction laborieuse qui blesse la vulve (épisiotomie), on ramène un enfant mort qui ne peut être ranimé.

Une hémorragie abondante s'est déclarée; on pratique la délivrance artificielle, puis des injections intra-utérines très chaudes qui remettent tout en bon ordre.

La mère continue ses couches normalement.

Année 1912.

Observation XX (Inédite)

(Prise à la Clinique obstétricale de Bordeaux)

Mme X..., primipare, âgée de trente-deux ans, présente une grossesse à terme, avec une présentation en O.I.G.A.

Le travail commence le 6 avril au matin. Elle entre à la salle de travail le 7, à huit heures du soir.

Le 7 avril, lorsque la malade est entrée à la Clinique, elle souffrait déjà depuis la veille et avait perdu les eaux depuis l'après-midi. L'état du squelette et surtout l'âge de la parturiente faisaient prévoir un accouchement difficile. Bien qu'elle ait de violentes douleurs, le travail n'avance point et la dilatation pour passer de la dimension de 5 francs à celle de petite palmaire a mis cinq heures. Vers dix heures du soir, on met un ballon excitateur qui ne donne aucun résultat.

Vers minuit, la femme s'épuisant en vains efforts, on décide d'intervenir.

M. le Dr Faugère fait une dilatation bimanuelle de Bonnaire, puis un forceps au détroit supérieur; l'extraction, difficile, se fait en oblique droite.

On relève après l'extraction une légère déchirure du col.

La délivrance naturelle se fait et la mère et l'enfant eurent les meilleures suites.

Observation XXI (Inédite)

(Prise à la Clinique obstétricale de Bordeaux)

Cette parturiente est une secondipare à terme, âgée de trente-trois ans.

Elle entre à la salle de travail le 17 juillet avec une tête engagée, une dilatation de 5 francs et une poche des eaux intacte.

La dilatation est paresseuse, malgré les bains prolongés et les irrigations vaginales chaudes. L'orifice cependant s'œdématie, les contractions s'espacent et le pariétal postérieur ne semble pas vouloir s'engager. On intervient.

A noter que la température présente est de 38°2. On pratique en dix minutes une dilatation bimanuelle selon Bonnaire, puis un forceps entre O.I.G.T. et O.I.G.A. Après une extraction laborieuse qui éraille l'orifice vulvaire (épisiotomie), on extrait un enfant vivant.

Aussitôt après l'extraction, une hémorragie se déclare, provenant d'un début de décollement placentaire et de la tranche de section périnéale. On fait une délivrance artificielle; l'hémorragie s'arrête aussitôt.

Le 18 au matin, la malade présente du tympanisme abdominal dû à la constipation et à une dilatation stomacale.

Les suites de couches furent fébriles pendant quatre ou cinq jours, mais la malade sortit parfaitement guérie le 7 août.

Observation XXII (Inédite)

(Prise à la Clinique obstétricale de Bordeaux)

Cette femme est une secondipare âgée de vingt-neuf ans, qui nous arrive avec une grossesse à terme et une présentation en O. I. D. T.

Le début du travail serait le 15 juin à onze heures du soir. Le début de la dilatation, le 16, à quatre heures du matin. Le même jour à deux heures de l'après-midi elle est à 2 francs.

Malgré tout, celle-ci reste stationnaire; les contractions utérines ont tendance à disparaître. On termine l'accouchement par une application de forceps, après avoir complété la dilatation par la méthode bimanuelle de Bonnaire.

On extrait un enfant pesant 3 kil. 500.

La mère sort en excellent état le 29 juin.

Observation XXIII (Inédite)

(Prise à la Clinique obstétricale de Bordeaux)

Nous avons affaire à une femme âgée de trente et un ans, elle est primipare: sa grossesse est à terme. La présentation fœtale est en O. I. G. A.

Le travail a commencé le 24 janvier à onze heures du soir, par l'expulsion de glaires sanguinolentes.

Elle entre à la salle de travail le 25 janvier à huit heures du matin.

Le 26, le col est complètement effacé.

Le 27, à quatre heures du soir, la dilatation n'est pas encore complète, à peine petite palmaire. Mais la poche des eaux est rompue depuis la veille. L'utérus ne se contracte que faiblement. La tête est dans l'excavation, mais assez élevée. On complète à la Bonnaire la dilatation, et, sans chloroformisation, on extrait par le forceps un enfant bien vivant.

La mère continue tranquillement ses couches.

Observation XXIV

(Balard, *Rev. mens. d'obst., de gyn. et de péd. de Bordeaux*, 1912)

Mme X..... primipare, est amenée, le 22 mai, par sa famille, qui ne fournit aucune indication sur la malade. Celle-ci, dans le coma déjà, est prise dès son arrivée d'une crise convulsive. On la calme par le chloroforme et par un lavement évacuateur. C'est une crise éclamptique, sans doute.

L'analyse d'urine est faite ; elle révèle 7 grammes d'albumine.

La température est de 38° 5.

Le pouls bat 108.

La tension artérielle est : maxima 17,5 : minima 12.

A 8 heures du soir, deuxième crise.

A 8 h. 25, troisième crise.

Le fœtus est vivant, en O. I. G. A., à terme. La poche des eaux est intacte. La dilatation est à petite palmaire. Celle-ci paraissant se faire rapidement, M. Balard décide d'attendre qu'elle se complète spontanément.

A 8 h. 45, la quatrième crise survient. A ce moment, les bruits du cœur fœtal se modifient. La poche des eaux se rompt, donnant issue à un liquide fortement teinté de méconium. M. Balard intervient. Il pratique hâtivement la dilatation bimanuelle de Bonnaire, puis fait une application de forceps. L'extraction est facile. Mais sitôt la sortie du fœtus, l'inertie utérine se manifeste. On procède à la délivrance artificielle. On constate alors que le col est déchiré fortement du côté gauche. Cette déchirure remonte un peu sur le segment inférieur. Elle continue à saigner. On pratique un tamponnement serré du vagin.

A 9 h. 25, cinquième crise.

A 11 h. 1/2, sixième crise.

Le 27 mai, à une heure du matin, septième crise très forte.

A 9 heures, huitième crise. La température est à ce moment à 39°8. Le pouls bat 160. La tension maxima 16 ; minima 11.

Les urines contiennent 13 grammes d'albumine. On enlève le tamponnement ; l'hémorragie est arrêtée, le pouls alors devient filant et la malade meurt dans le coma à trois heures de l'après-midi.

Nécropsie. — On trouve dans l'abdomen une certaine quantité de liquide épanché.

Dans le ligament large gauche, on découvre un petit hématome.

L'enfant qui a été extrait vivant est en bon état; il pèse 3 kil. 160.

Observation XXV (Inédite)

(Prise à la Clinique obstétricale de Bordeaux)

La femme, primipare, âgée de vingt et un ans, présente une grossesse à terme, avec un enfant en O.I.G.A. Le travail aurait débuté le 15 février, à huit heures du matin.

Elle entre à la salle de travail à onze heures et demie avec une dilatation de 1 franc.

A trois heures et demie, elle est à petite palmaire.

A l'auscultation, on constate alors que l'enfant souffre manifestement (bruits du cœur assourdis, irréguliers, ralentis, et non perceptibles par moment).

On rupture les membranes, puis on complète la dilatation par la méthode de Bonnaire. On finit par une application de forceps en gauche antérieure. L'extraction détermine une déchirure du périnée (épisiotomie).

L'enfant, qui présente deux circulaires serrés autour du cou, est cependant ranimé facilement.

La mère sort en parfait état le 29 février.

Observation XXVI

(Prise à la Clinique obstétricale, publiée par M. le Dr Faugère)

La malade est âgée de trente-trois ans, elle est VIIpare, en état de grossesse datant de huit mois.

Elle a des antécédents mauvais. Sa première grossesse fut marquée par une arthrite, la troisième par des accidents de pyélo-néphrite.

Elle entre à la salle de travail le 15 février 1912, à neuf heures du matin. La présentation fœtale est en O.I.G.T.

14 février. Après une élévation de température, vers sept heures du soir (38°4), la malade est brusquement entrée dans le délire. Elle est désorientée, obnubilée. Elle voit trouble, entend mal. Elle souffre beaucoup de la région lombaire. Elle se plaint de crampes dans les membres inférieurs.

15 février. La malade entre dans la salle de travail. L'examen, pratiqué vers dix heures et demie, montre un abdomen développé en haut et à droite. La hauteur de l'utérus est de 31 centimètres. Au toucher, le col est en arrière, déhiscent, en voie d'effacement. Une poche d'eau volumineuse s'insinue à travers le col. La tête est mobile au-dessus du détroit supérieur.

A six heures, l'effacement n'est pas encore complet, malgré des contractions utérines énergiques. Il y a encore deux orifices externe et interne, dilatés à 2 francs. La lèvre antérieure est fortement œdématiée et la tête appuie sur la partie antérieure du segment inférieur sans produire de dilatation. La malade ayant 38°5 de température paraît de plus en plus fatiguée. Son pouls est peu frappé, à 120.

On décide de terminer vite l'accouchement.

Après une anesthésie prudente, M. le Dr Faugère termine la dilatation selon la méthode de Bonnaire. Cette dilatation se fait surtout aux dépens de la partie postérieure du col ; elle est assez courte comme durée ; conduite avec douceur elle arrive à être complète en dix minutes. On applique le forceps en gauche transverse. L'extraction se fait lentement pour ménager le plus possible le col et les parties molles. La délivrance est normale. Aucune déchirure du col. L'enfant est bien vivant. Les accidents de pyélo-néphrite s'accentuant, M. le Dr Ferron assure la lourde tâche d'opérer *in extremis*. Il fait une brillante néphrotomie, mais malgré tout la malade, peu de temps après, succombe.

Autopsie. — L'utérus est normal. Aucune lésion du côté du col à signaler.

Observation XXVII (Inédite)

(Prise à la Clinique obstétricale de Bordeaux)

Notre parturiente est une primipare, âgée de vingt-quatre ans ; sa grossesse est à terme. La présentation fœtale est en O.I.D.A. Aucun antécédent à signaler.

Le travail a commencé le 2 juillet à une heure de l'après-midi. La dilatation débute le 3 juillet, à dix heures du matin. Immédiatement la poche des eaux se rompt. La tête se trouve alors dans la fosse iliaque ; elle est ramenée et maintenue en bonne position jusqu'à engagement.

Au cours du travail, il se fait une abondante perte de méconium, sans défaillance cependant des bruits cardiaques du fœtus.

Le 3 juillet, à quatre heures du soir, la parturiente est prise de frissons. On constate une élévation de température et une accélération du pouls. Le méconium dégage une mauvaise odeur.

A cinq heures, la température est de 39°, le pouls bat à 120 ; les bruits fœtaux sont bons cependant.

A six heures et demie, température est de 39°5, le pouls bat à 140.

A huit heures et demie, application de forceps après la dilatation bimanuelle de Bonnaire.

L'enfant est extrait en état de mort apparente, on ne peut le ranimer. A l'autopsie il est démontré qu'il a succombé à une hémorragie méningée.

Les suites de couches furent fébriles, avec un maximum de 38°7 ; mais la chute se fait en lysis et la mère sort guérie de notre Clinique.

En résumé, pendant les trois dernières années, nous eûmes à intervenir 27 fois par la méthode de Bonnaire, avec des indications variées. On eut affaire 15 fois à des cols de primipare. Une seule fois, celui-ci subit une avarie, encore que celle-ci fût légère. La mortalité maternelle est de : 3 sur 27. Encore faut-il faire remarquer que nous avions affaire à des mères toujours en état grave, soit pour éclampsie, soit pour infection amniotique, soit pour pyélo-néphrite.

La mortalité fœtale fut de 3 sur 27, dont 1 ayant succombé avant toute intervention..

CONCLUSIONS

Les chiffres font-ils toujours la conviction dans les sciences médicales ? Les statistiques sont-elles toujours vraies ? Le fait d'établir une moyenne est déjà une façon d'habiller la vérité. Il y a les chiffres extrêmes qui sont ou pires ou meilleurs. La solution se trouve-t-elle toujours au milieu ? En toute autre science, on reconnait assez volontiers la force de ce contrôle ; en médecine, on y croit et cependant bien malgré soi l'on s'en méfie. Il faudrait compter avec des nombres infinis pour les obliger à se rapprocher de l'exactitude, et telle conclusion tirée d'une addition de chiffres semble détestable dans une autre, bien qu'elles aient été faites avec la même sincérité.

Nous présentons des chiffres empruntés à M. le Professeur Bonnaire ; ils sont établis sur 171 cas recueillis durant quatorze années. Les nôtres sont plus modestes : Nous offrons 29 observations, dont 27 relevées à la Clinique de notre maitre, M. le Professeur Lefour. Est-ce assez pour justifier nos convictions ?

Toutefois, en écartant cette mathématique un peu trop serrée, nous essaierons de conclure.

1° La méthode bimanuelle, telle qu'elle fut exposée à diverses reprises et à mesure que son créateur la perfectionnait en découvrant ses erreurs, est maintenant, et jusqu'à preuve du contraire, la plus simple et la plus rapide qui soit et dont les indications sont les plus étendues.

Mais nous n'insisterons jamais assez sur sa délicatesse et sur sa précision, Nous ajouterons en toute sincérité, et cela nous le tirons des excellentes leçons de nos maitres, que par ses propres qualités elle devient dangereuse.

Sa simplicité la met trop souvent à la merci des téméraires; sa rapidité s'offre comme un piège qui tente l'impatient.

Il faut que l'on étudie ce procédé d'une façon très sérieuse et qu'on y applique toutes ses règles. Les plus petits détails ont toujours une grande importance.

2° Elle comporte de graves inconvénients, dont les plus marquants sont : les déchirures simples ou complètes lésant le vagin dans un cul-de-sac ou l'utérus dans son segment inférieur. Toutes ces déchirures, même celles dont les suites sont bénignes, devront être considérées comme toujours importantes et pouvant devenir un jour essentiellement dangereuses. Elles devront être surveillées attentivement et soumises à des soins immédiats.

L'hémorragie et l'infection qui peuvent en résulter doivent être bien connues et jugulées, dès leur apparition, par tous les moyens de la thérapeutique.

3° Les indications sont diverses : elles ne prennent leur véritable valeur que lorsqu'il y a absolue nécessité de recourir à la méthode. Il faut penser aux autres moyens, les essayer si l'on en a le temps et enfin, toute chose prévue, aborder, selon Bonnaire, franchement l'obstacle.

4° Les contre-indications sont encore plus importantes. Les ignorer, c'est méconnaître toute la méthode; les oublier, c'est compromettre souvent deux vies qui sont, en somme, à notre disposition.

5° Tout ceci n'implique pas qu'il faut se décourager et abandonner pour d'autres opérations nouvelles la dilatation bimanuelle. Quand même, nous pouvons conclure que l'accouchement méthodiquement rapide, conception essentiellement française, demeure une intervention remplissant parfaitement le rôle obstétrical qui lui est dévolu. Elle ne doit pas encore céder le pas, à indication égale bien entendu, ni à la césarienne classique, ni à la césarienne vaginale. Pour nous, elle restera la meilleure, d'abord parce qu'elle est purement obstétricale et qu'elle reste presque toujours pour l'accoucheur, désarmé par les événements et la force des choses, la seule possible, la seule convenable.

Cependant il est dans l'esprit de M. le Professeur Bonnaire, et c'est bien ainsi que nous offrirons notre conviction, que sa méthode n'est nullement faite pour la grande vulgarisation ; elle doit demeurer dans les mains de vrais accoucheurs : c'est une intervention grave qui devra se faire, chaque fois que cela sera possible, à la Clinique.

Vu, bon à imprimer :
Le Président de la Thèse,
R. LEFOUR.

Vu : *Le Doyen,*
A. PITRES.

Vu et permis d'imprimer :
Bordeaux, le 11 décembre 1912.
Le Recteur de l'Académie,
Pour le Recteur. Le Doyen délégué,
A. PITRES.

BIBLIOGRAPHIE

ANDÉRODIAS (J.). — *Revue mensuelle de gynécologie, d'obstétrique et de pédiatrie de Bordeaux*, février 1910.

BAR (P.). — Accouchement par dilatation rapide du col. *L'Obstétrique*, Paris, 1909.

BONNAIRE (E.). — *Progrès médical*, 1890.

— *Presse médicale*, 1897.

— Accouchement méthodiquement rapide par dilatation manuelle du col utérin. *Presse médicale*, 1909.

BOSSI. — *L'Obstétrique*, 1909.

CALDERINI. — Nouvelles recherches cliniques sur l'accouchement prématuré artificiel.

CARLI. — *Archiv. ital. de ginecologia.* Napoli, 1910.

VAN CAUWENBERGHE. — Bulletin mensuel de gynécologie, d'obstétrique et de pédiatrie Paris, 1910.

CHAMBRELENT. — *Revue mensuelle de gynécologie, d'obstétrique et de pédiatrie de Bordeaux*, 1899.

CLAVERIE. — De l'accouchement artificiel immédiat par les voies naturelles. Thèse de Paris 1894-1895.

DEMELIN. — Guide pratique des sciences médiéales, 1892.

— *Revue générale de clinique thérapeutique*, 1893.

— *L'Obstétrique*, 1909.

ESSEN MOLLER. — A propos de la dilatation rapide du col et de la césarienne vaginale. *L'Obstétrique*. Paris, 1910.

FIEUX. — *Revue mensuelle de gynécologie, d'obstétrique et de pédiatrie*. Bordeaux, 1899.

FOCHIER. — *L'Obstétrique*, 1899.

FRANZ DAELS. — Eclampsie et son traitement. Thèse de Gand 1909.

FRAIPONT. — Traitement du placenta prævia par l'opération césarienne. Liège, 1910.

FRARIER. — Thèse de Lyon, 1899.

GONNET (O.). — Réunion obstétricale de Lyon, 1909.

GIBERT. — Thèse de Bordeaux, 1898.

HERZ. — Procédés de dilatation du col. *Gynækologische Rundschau*, 1909.

JOUSSENS. — *Journal des Sciences naturelles et médicales de Bruxelles.*

JEANNIN et GARIPUY. — Congrès obstétrical de Toulouse, 1911.

LEFOUR. — *Revue mensuelle de gynécologie, d'obstétrique et de pédiatrie.* Bordeaux 1899.

LITTLE. — Compte rendu de l'Académie de médecine de New-York, 1909.

MORTAGNE. — De l'accouchement méthodique et rapide. Thèse de Paris 1897-1898.

OUI. — *Annales de gynécologie et d'obstétrique.* Paris, 1891.

A. PARÉ. — Œuvres, 1575.

PETIT. — De l'accouchement artificiel rapide.

PINARD. — *Annales de gynécologie*, 1891.

PUECH. — Accouchement provoqué pour grossesse prolongée. Bulletin de la Soc. d'obst. Paris, 1910.

REED (G.-B.). — The technique of operations for dilating the « os uteri » at om near terme; *Surgery Gynecology and Obstetrical.* Chicago, 1910.

RIZZOLI. — Clinique chirurgicale.

RUDAUX. — Accouchement prématuré provoqué. Paris, 1909.

STORRS (H.-J.). — Indications and technique manual dilatations of the parturient uterus. Weekly Bulletin Saint-Louis medical Society, 1911.

TARNIER. — *Gazette médicale*, Paris, 1894.

— Société obstétricale de France, 1898.

TISSIER. — De la résistance du col à la dilatation pendant le travail de l'accouchement. Thèse de Paris, 1860.

VALLOIS (P.). — Leçons cliniques. *Revue mensuelle d'obstétrique, de gynécologie et de pédiatrie.* Bordeaux, 1909.

IMPRIMERIE MODERNE, 8, RUE PAUL-BERT. — BORDEAUX.

www.ingramcontent.com/pod-product-compliance
Ingram Content Group UK Ltd.
Pitfield, Milton Keynes, MK11 3LW, UK
UKHW020409230726
13925UKWH00003B/1323

9 782013 676106